내 고추는 천연 기념물

내 고추는 천연 기념물

초판 제1쇄 발행일 2001년 9월 10일
초판 제64쇄 발행일 2021년 7월 15일
글 박상률 그림 최민오
발행인 박헌용, 윤호권 발행처 (주)시공사
주소 서울시 성동구 상원1길 22
전화 문의 02-2046-2800
홈페이지 www.sigongsa.com/www.sigongjunior.com

글 ⓒ 박상률, 2001 | 그림 ⓒ 최민오, 2001

이 책의 출판권은 (주)시공사에 있습니다. 저작권법에 의해
한국 내에서 보호받는 저작물이므로 무단 전재와 무단 복제를 금합니다.

ISBN 978-89-527-8965-5 74810
ISBN 978-89-527-5570-4 (세트)

홈페이지 회원으로 가입하시면 다양한 혜택이 주어집니다.
잘못 만들어진 책은 구입하신 곳에서 바꾸어 드립니다.

KC마크는 이 제품이 공통안전기준에 적합하였음을 의미합니다.
제조국 : 대한민국   사용 연령 : 8세 이상
책장에 손이 베이지 않게, 모서리에 다치지 않게 주의하세요.

내 고추는 천연 기념물

박상률 글 · 최민오 그림

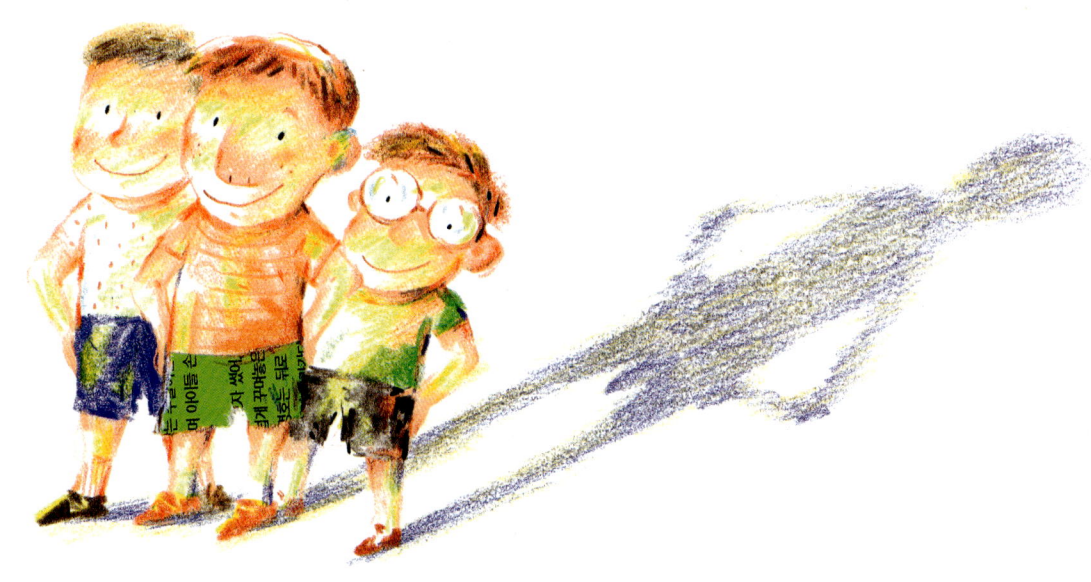

시공주니어

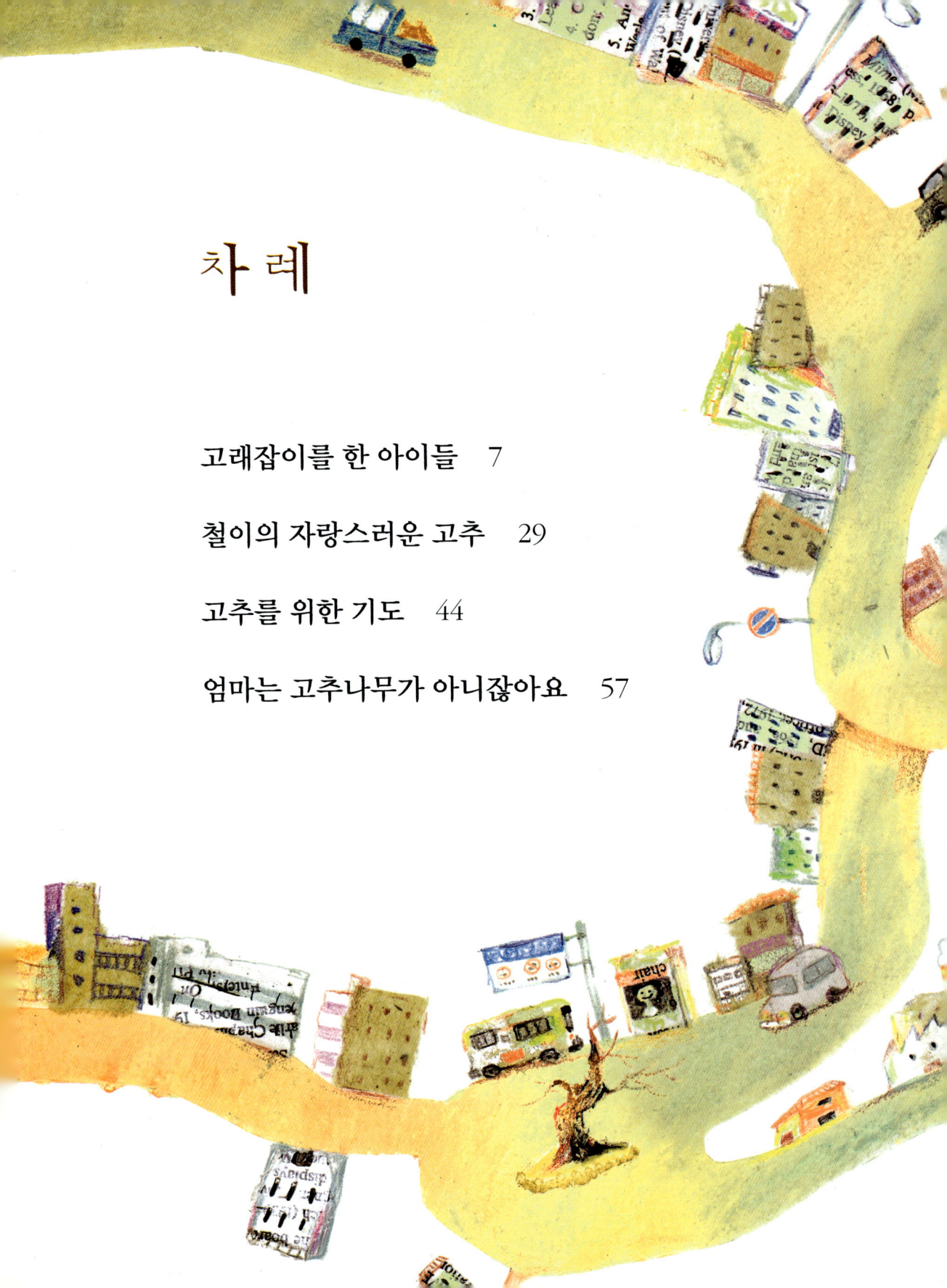

차 례

고래잡이를 한 아이들　7

철이의 자랑스러운 고추　29

고추를 위한 기도　44

엄마는 고추나무가 아니잖아요　57

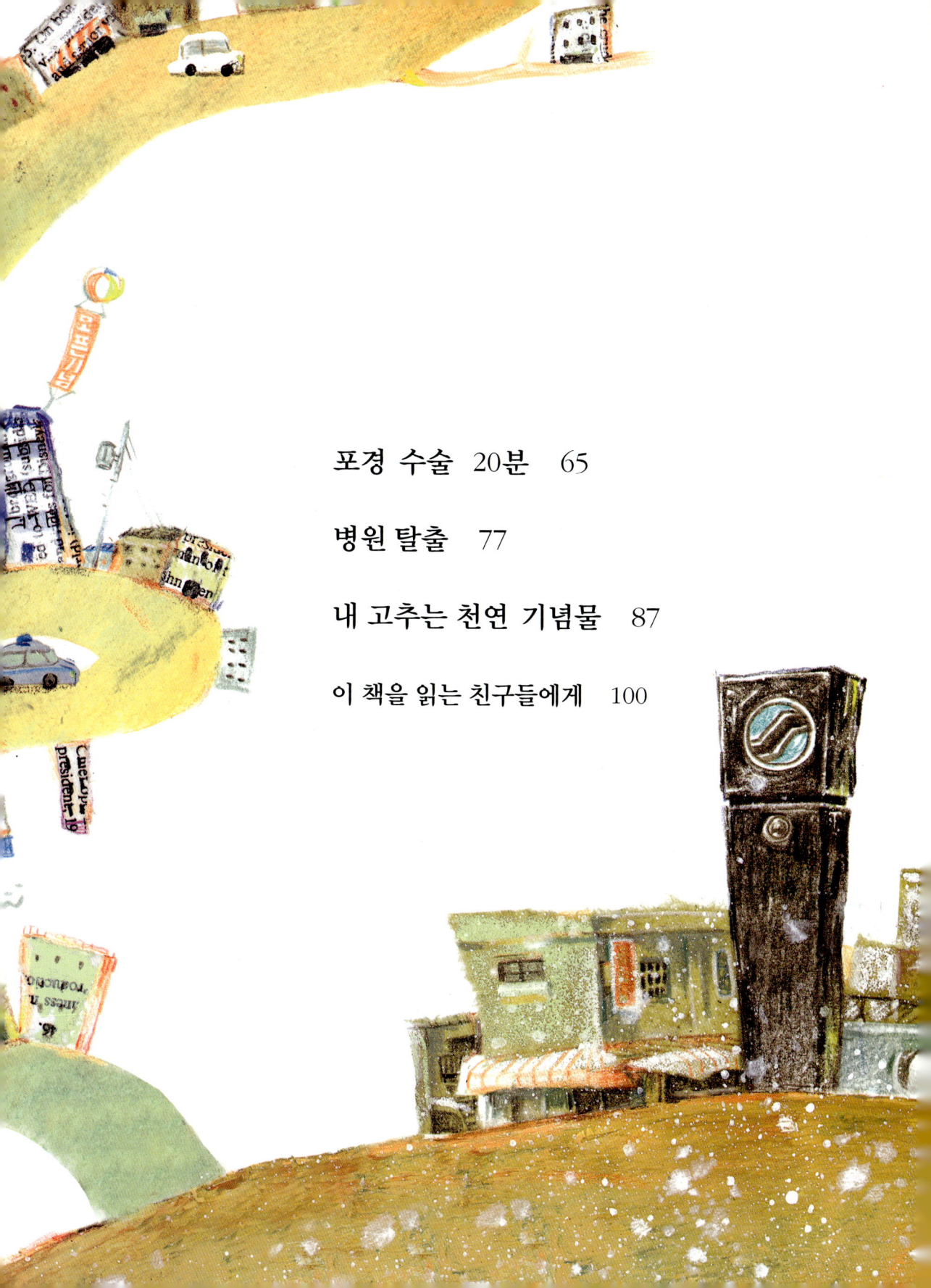

포경 수술 20분　65

병원 탈출　77

내 고추는 천연 기념물　87

이 책을 읽는 친구들에게　100

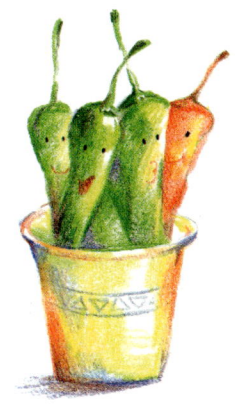# 고래잡이를 한 아이들

여름 방학이 끝나고 2학기가 시작되었습니다. 오랜만에 만난 아이들은 반가워하며 소리를 질렀습니다.
"안녕!"
"너, 왜 그렇게 까맣게 탔어?"
"시골 갔다 왔더니 그래. 넌 방학 때 뭐 했어?"
"나? 고래잡이했지."
"히히, 나도 시골 가기 전에 고래 한 마리

잡았는데."

"야! 우리는 동지야, 동지!"

두 아이는 서로 손바닥을 마주치기까지 했습니다.

그 때, 준영이 짝 철이가 아이들한테 고래잡이를 어떻게 했냐고 물었습니다.

"야, 김철! 너, 정말로 고래잡이가 뭔지 몰라서 묻는 거야?"

"그래, 알면 뭐 하러 물어? 요즘은 고래를 함부로 못 잡게 하는 법도 있다는데, 어떻게 고래를 잡았다는 거야. 더구나 어른도 아닌 너희들이."

"어른들도 잡긴 하지만 누구나 평생 딱 한 마리밖에 잡을 수 없어. 너도 나중에 잡아 봐."

철이는 아이들 말에 어리둥절했습니다. 어리둥절하기는 준영이도 마찬가지였습니다. 철이는 하루 종일 고개를 몇 번이나 갸우뚱거렸습니다.

수업이 끝나고 집으로 돌아갈 때, 철이는 준영이에게

조심스레 물었습니다.
"준영아, 넌 고래잡이인가 뭔가 안 했니?"
"응, 나 사실은……."
"했다는 거야?"
"아니……."
준영이는 고래잡이가 뭔지 모른다는 말을 하고 싶었습니다. 그러나

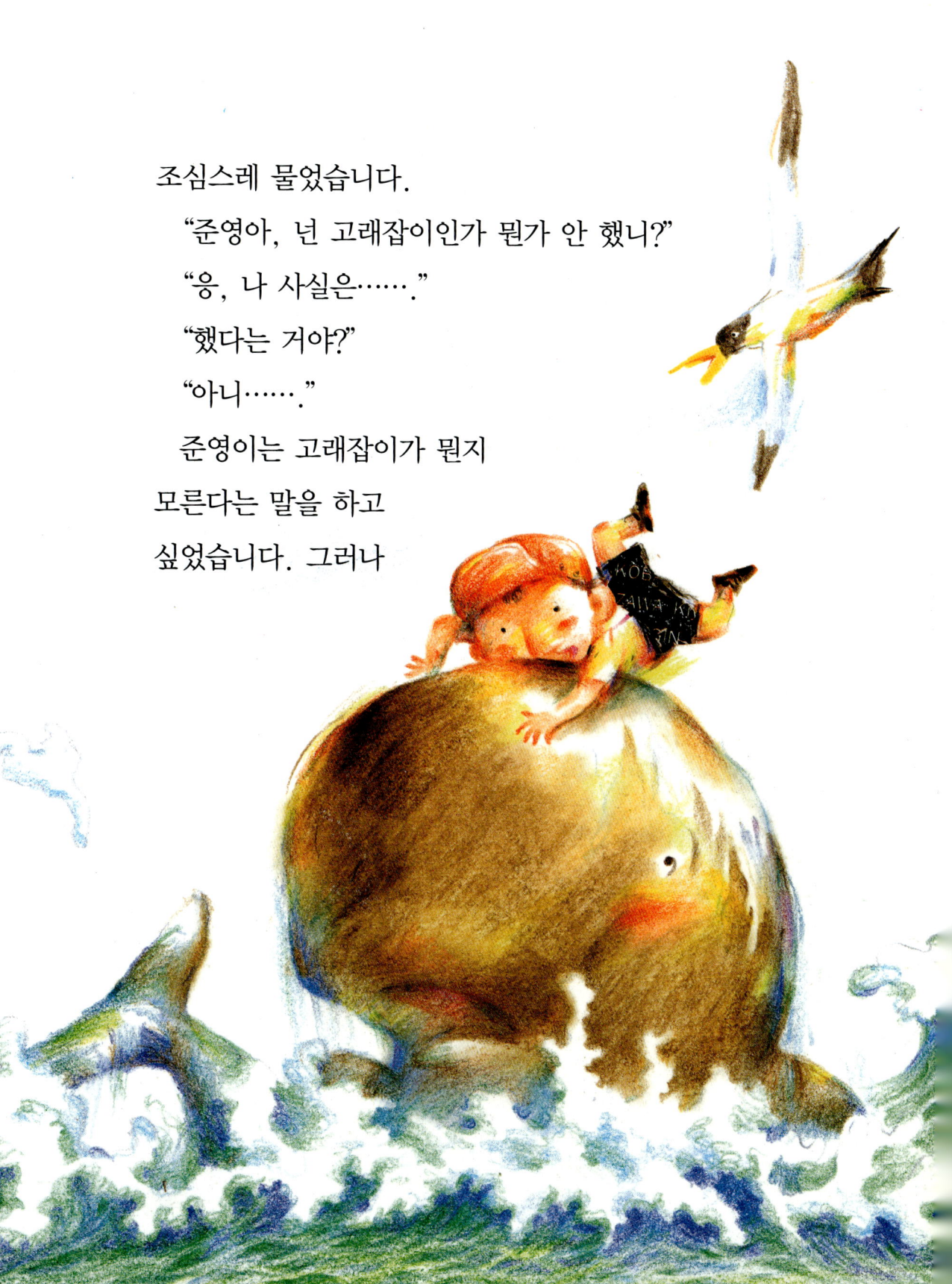

차마 그 말은 하지 못했습니다. 준영이가 머뭇거리자 철이는 오히려 다행스러워했습니다.

　며칠 뒤, 아침 햇살을 등에 진 채 재잘거리며 막 교문을 들어서던 아이들 눈에 어기적거리며 걷는 철이의 모습이 들어왔습니다.

　"철이 쟤 좀 봐, 왜 저래?"

　"뭐가?"

　"왜 저렇게 걷지?"

　"발을 다쳤나?"

　"야, 철아!"

　그러나 철이는 돌아보지 않았습니다. 여자 아이 한 명이 잰 걸음으로 철이에게 다가갔습니다.

　"철이 너, 발 다쳤어?"

　"……."

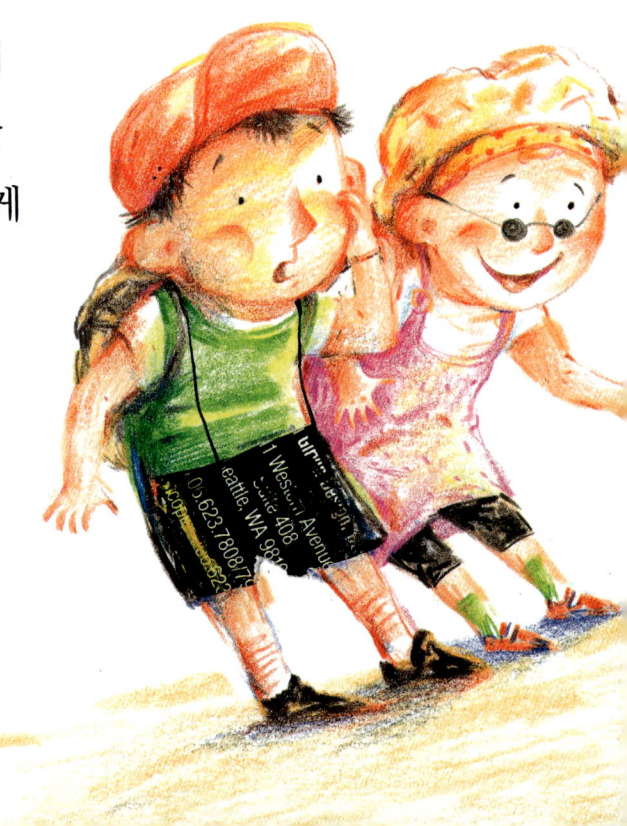

철이는 고개를 옆으로 돌린 채 아무런 대꾸를 하지 않았습니다. 그 여자 아이는 무안해서 더 이상 철이에게 말을 걸지 않았습니다.
사내아이들 가운데에서 누군가 외쳤습니다.
"야, 김철! 너, 고래 잡고 왔구나?"
"……."
철이는 말없이 얼굴을 붉히기만 했습니다.

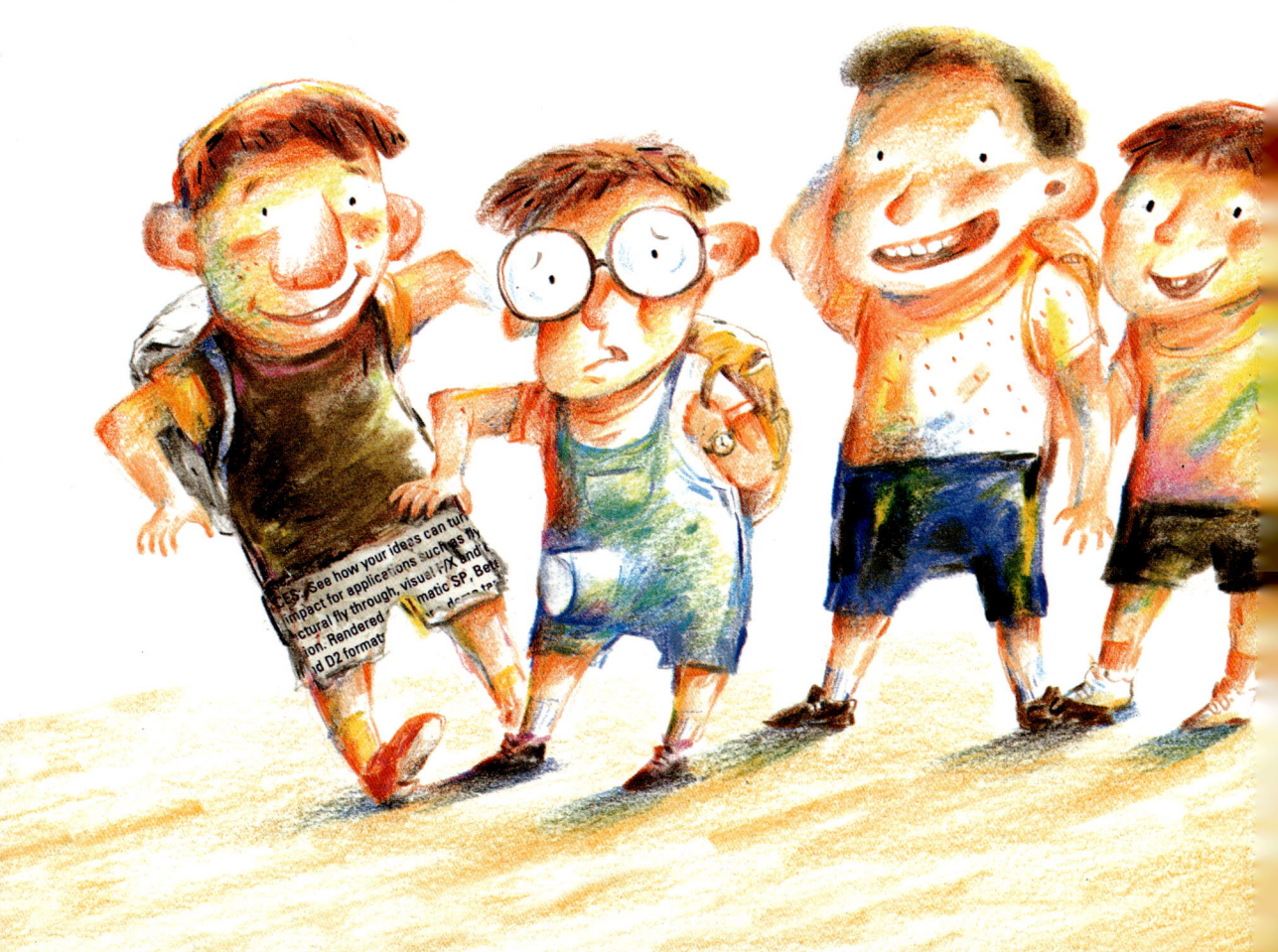

"고래잡이 했으면 좀 무게 있게 걸어라. 씩씩하게 말이야. 고추에 종이컵 씌워서 그렇게 걷는 거야?"

그 아이는 아랫배를 한껏 앞으로 내민 채 철이의 걸음걸이를 흉내냈습니다. 그 모습을 보고 아이들이 "와!" 하고 웃었습니다.

"이 바지 안에 종이컵 들어 있는 거 맞지?"

그러고 보니 철이의 아랫도리가 볼록해 보였습니다. 여느 때와 달리 펑퍼짐한 바지를 입고 있는데도 바지 안에 뭔가 들어 있다는 걸 한눈에 알 수 있었습니다. 그러나 철이는 여전히 입을 다문 채 아무런 대꾸도 하지 않았습니다. 교실에 들어가서도 철이는 입을 열지 않고 자리에 가만히 앉아 있기만 했습니다.

여자 아이 한 명이 철이의 그런 모습을 보고 말했습니다.

"철이 쟤 갑자기 왜 저러는 거야?"

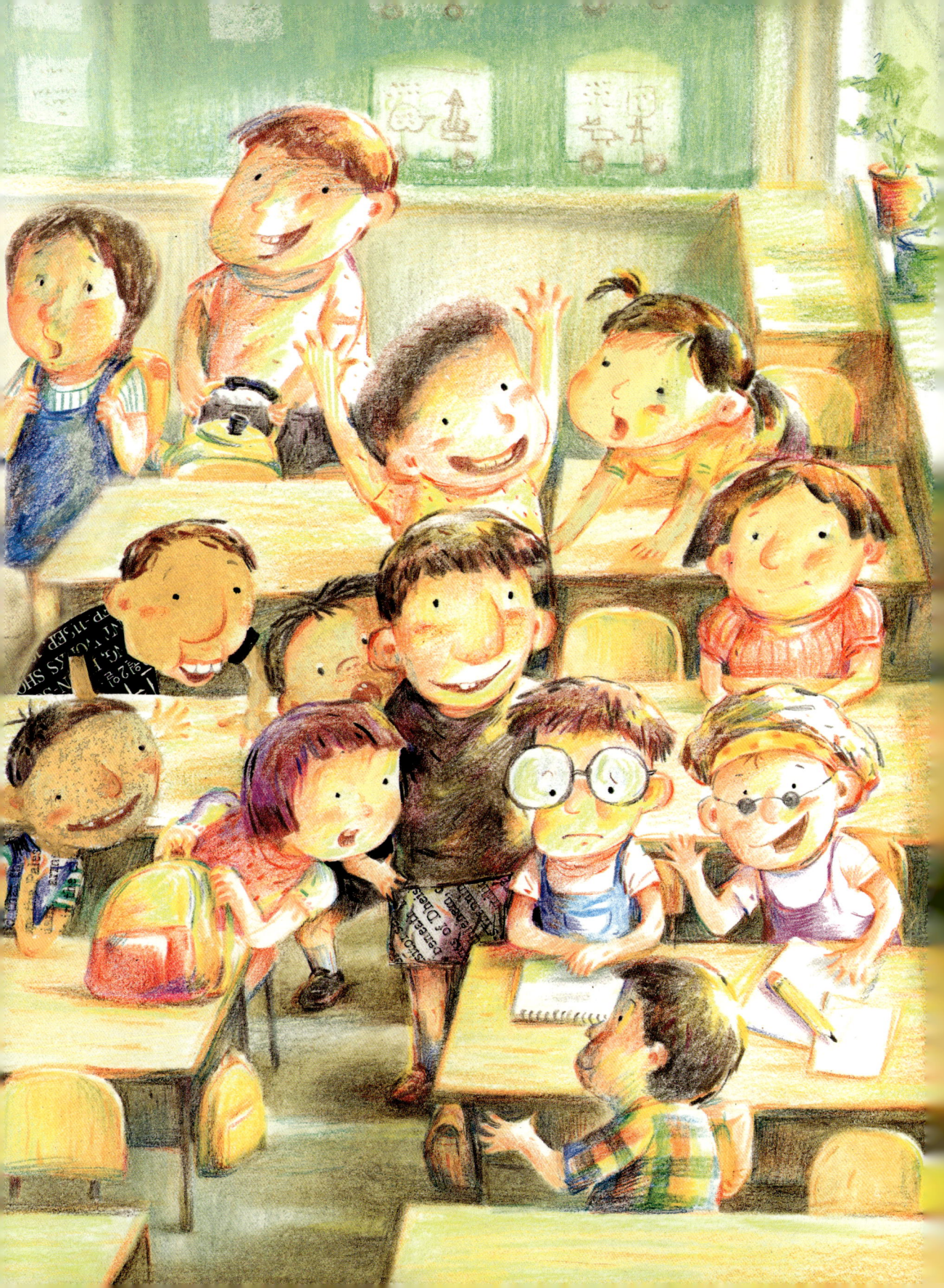

"아까 누가 말했잖아. 고래 잡고 와서 그러는 거라고."

"무슨 고래를 잡고 왔는데?"

"히히, 철이한테 직접 물어 봐."

사내아이들은 빙글빙글 웃으며 여자 아이들을 쳐다보았습니다. 여자 아이들은 입을 삐쭉 내밀었습니다.

"피, 별것도 아니면서 되게 그래."

선생님이 들어오는 바람에 철이에 대한 얘기는 거기에서 그쳤습니다. 그러나 준영이는 그 때부터 불안해지기 시작했습니다. 속으론 철이까지 정말로 '고래잡이를 하고 왔구나' 라고 생각했습니다. 그렇다면 자기도 고래잡이를 해야 할 텐데, 그게 뭔지도 모르니 답답했습니다.

체육 시간이 되자, 철이는 밖에 나가지 않고 교실을 지키겠다고 했습니다. 그러자 선생님은

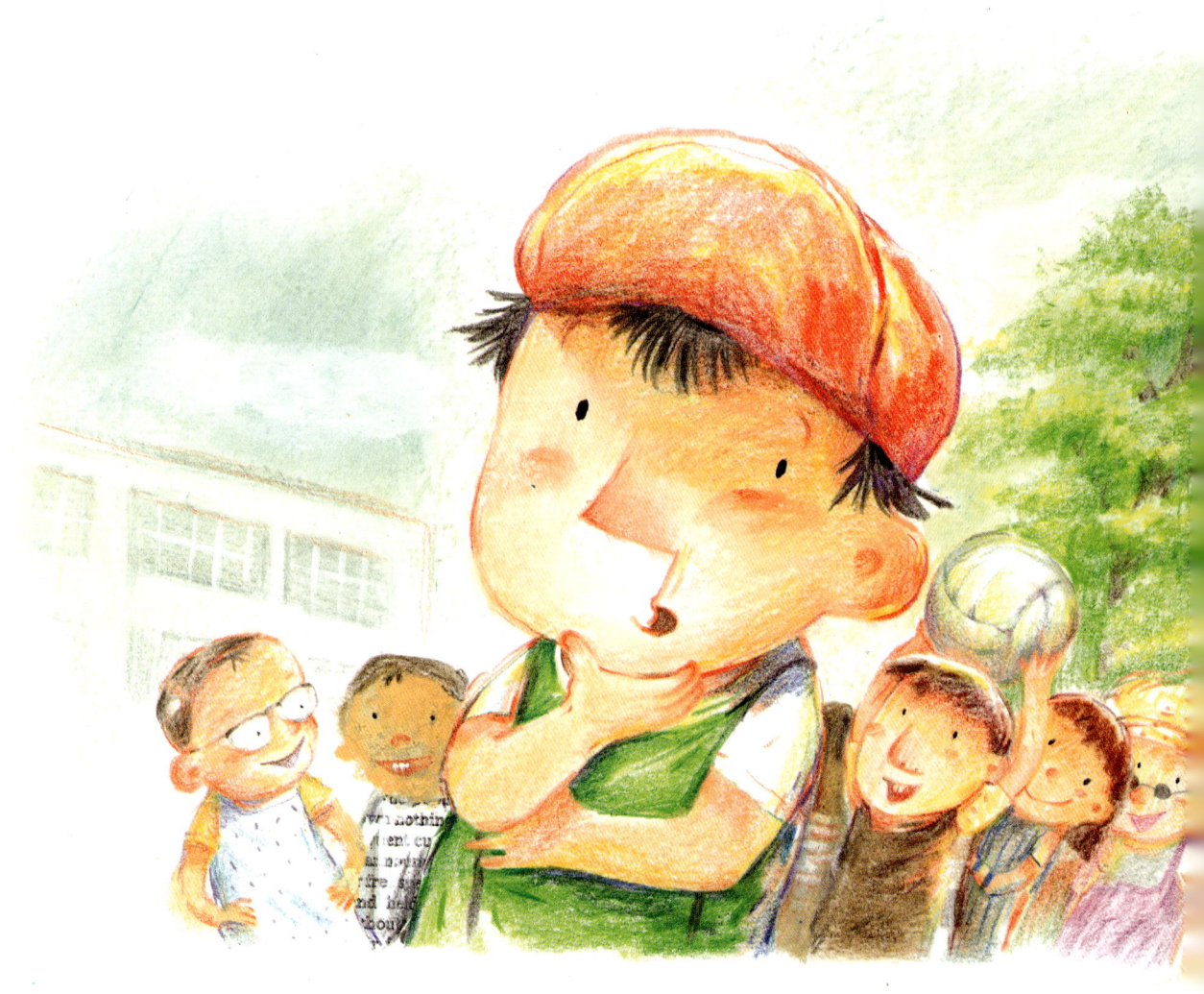

고개를 끄덕이며 그러라고 했습니다. 철이는 체육 시간 빼 먹는 걸 너무나 당당하게 여기는 것 같았습니다. 그러고 보면 고래잡이가 대단하긴 대단한 모양입니다.

준영이는 그러면 그럴수록 더 궁금해졌습니다. 게다가 며칠 전 엄마가 한 말이 떠올라 더욱 조바심이 났습니다.

"준영아, 친구들 여름 방학 때 고래잡이 많이 했지?"
"고래잡이요? 그런 얘기 하긴 했는데……."
"그래, 여럿이야?"
"모르겠어요. 그런데 애들이 어떻게 고래를 잡아요?"
"애들이니까 잡는 거지."
"그게 뭔데요?"
"음, 그게 그러니까…… 나중에 얘기하자. 여름 방학은 놓쳤고, 넌 겨울 방학에 하자. 여름 방학에 했으면 춥지 않아서 아랫도리 벗고 있어도 되니까 더 좋은데. 아니야, 더우면 상처가 덧나기 쉬워, 겨울이 나아."

엄마는 준영이 기분은 아랑곳없이 혼자서 콩이야 팥이야 했습니다.

준영이는 짜증을 부렸습니다.

"난, 싫어요!"

"싫기는. 어른이 되려면 다 해야 되는 거야."

"말도 안 돼요. 어른이 되는데 그런 이상한 걸 뭐하러 해요?"

"아빠한테 여쭤 보렴. 엄마가 하는 말이 되는지 안 되는지."

준영이는 엄마까지 고래잡이 어쩌고저쩌고 하는 게 영 못마땅했습니다. 철이도 고래잡인가 뭔가를 한 모양인데, 가만 보니 꽤 힘든 일임에 틀림없어 보였습니다. 그런데 그걸 해야 어른이 된다니······.

어떻게 된 건지 학교에만 가면 사내아이들의 얘깃거리는 모두 고래잡이에 대한 것이었습니다.

알고 보니 고래잡이는 포경 수술을 이르는 말이었습니다. 아무도 가르쳐 주지 않고, 그렇다고 친구들한테 물어 보기도 내키지 않아서 준영이는 인터넷에서 '고래잡이'를 찾아보았습니다. 그랬더니

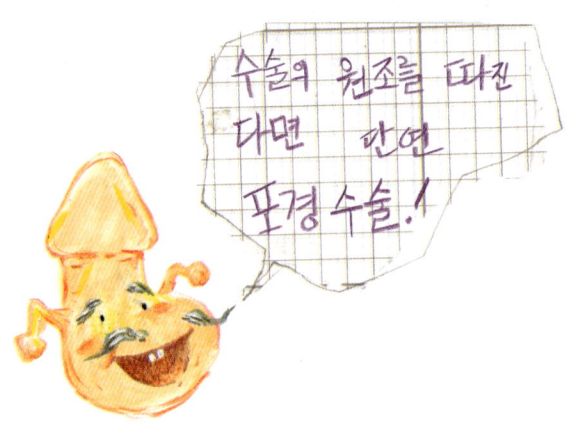

바다에서 고래를 잡는 일인 포경에 대한 자료가 쭉 올라왔습니다. 몇 쪽을 더 읽어 보았지만 아이들이 할 만한 일은 아닌 것 같았습니다. 그래서 더 찾아보았습니다. 그런데 눈길을 끄는 기사 제목이 화면에 떴습니다.

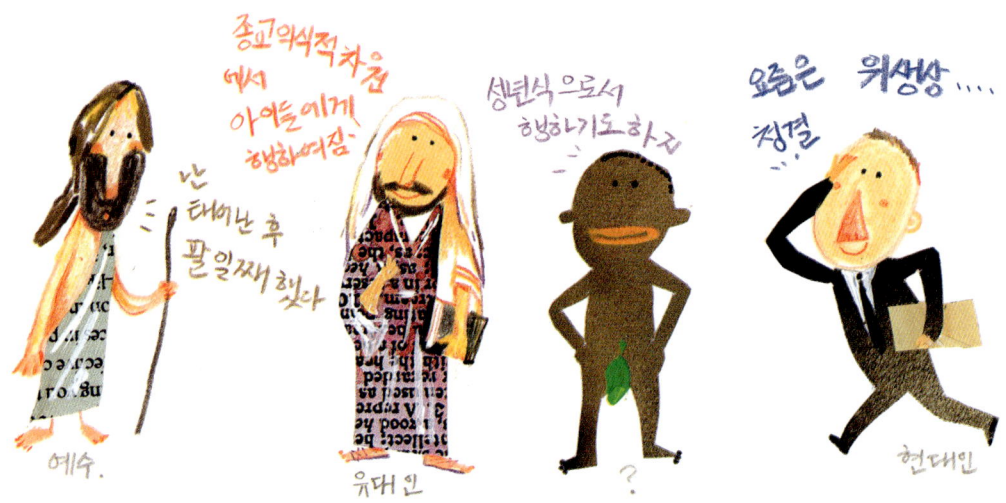

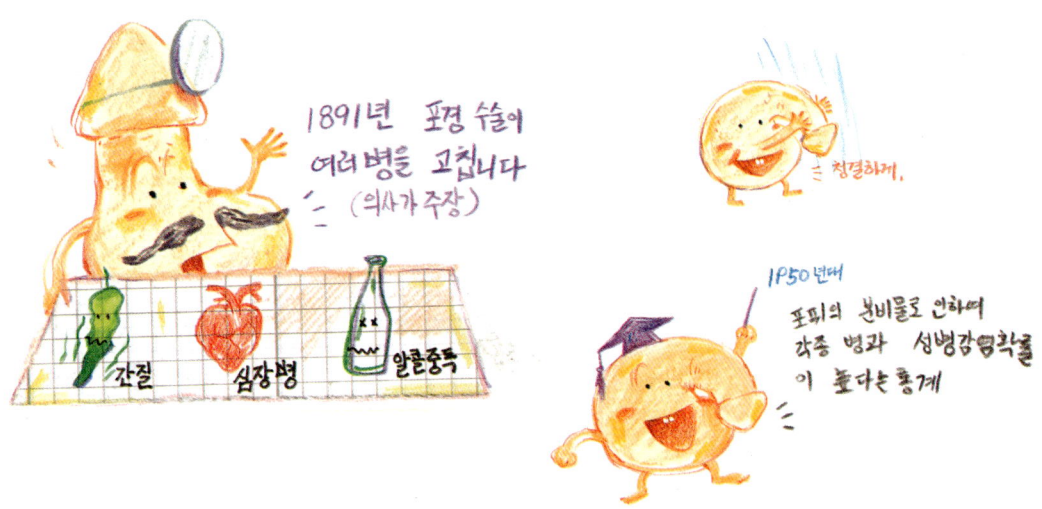

　　고래잡이 : 포경 수술을 고래 잡는 일인 포경에 빗대어 이르는 말.

　준영이는 호기심을 잔뜩 품고 기사를 읽어 나갔습니다. 포경 수술은 '고추'를 수술하는 일을 일렀습니다. 그렇다면 고추 수술은 왜 하는지……. 준영이는 기사를 더 열심히 뒤졌습니다.

　'……발육을 좋게 하고, 껍질 안쪽에 때가 끼는 일을 막음으로써……'

　'신생아 때 많이 하지만 최근 연구 결과에 따르면 부작용이 있어, 초등 학교 3학년 정도에 이르렀을 때 하는 게…….'

조금 어려운 말이 있긴 했지만 앞뒤를 맞추어 보니 웬만큼 그 뜻을 알 수 있었습니다. 준영이는 고개를 끄덕이지 않을 수 없었습니다. 대개가 수술을 해야 한다는 내용을 담고 있었기 때문입니다.

"어?"

화면에서 몇 쪽을 빠르게 넘기자 뜻밖의 기사가 눈에 띄었습니다.

'포경 수술, 서둘러 할 필요 없어…….'

'그 동안 의사들이 주장했던 것, 사실로 나타난 것 없어…….'

'어른이 되었을 때 자연적으로 벗겨지는 사람이 많은데 미리 하는 건…….'

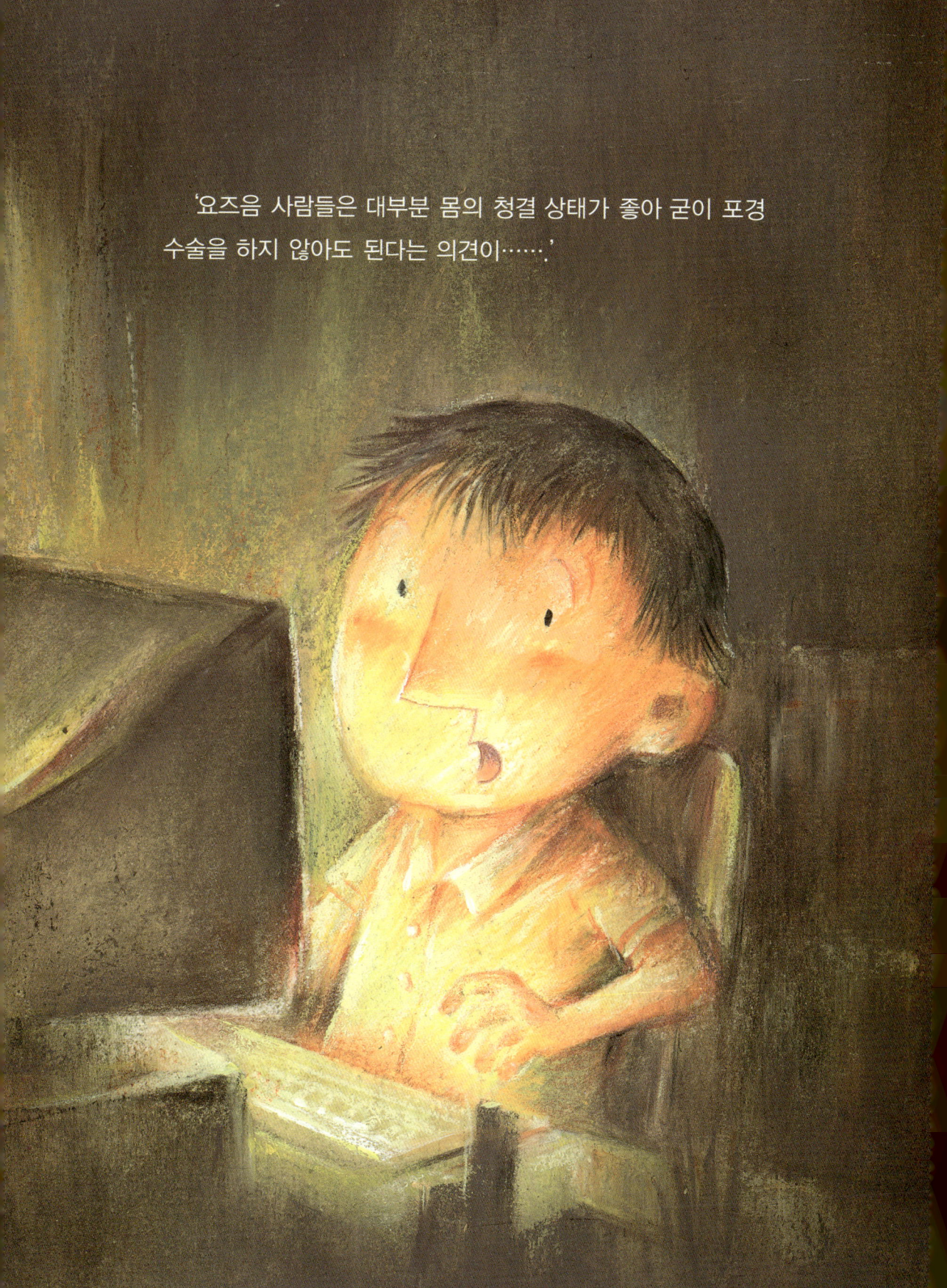

'요즈음 사람들은 대부분 몸의 청결 상태가 좋아 굳이 포경 수술을 하지 않아도 된다는 의견이…….'

준영이는 두 눈을 크게 뜨고 한 줄 한 줄 읽어 나갔습니다. 어려운 말이 있기도 했습니다. 하지만 차근차근 앞뒤를 새겨 보면 고추 수술을 누구나 다 할 필요는 없다는 뜻을 지닌 글들이었습니다. 아예 딱 부러지게 수술을 하지 않아도 사는 데 아무런 문제가 없다는 의견도 있었습니다. 게다가 많은 사람들이 고추가 자라면서 저절로 수술한 것처럼 되기도 하는 모양이었습니다. 준영이는 뭔가 안심이 되는 기분이었습니다.

반 아이들은 벌써 고추 수술을 많이 한 모양이었습니다. 어떤 아이는 일부러 어깨까지 들썩거리면서 고추 수술한 것을 자랑했습니다.

"마취 주사 놓는다고 해서 그러나 보다 했어, 그런데 벌써 수술이 끝났더라."

"그래, 넌 그깟 수술하는 데 마취까지 했어? 난 마취 안 하고 그냥 했어. 의사 선생님이 마취 안 하고 수술해야 상처가 빨리 아문다고 했거든."

"뭐야? 고추 얘기야? 난 태어나자마자 바로 수술했다, 뭐. 마취 같은 것도 안 했어. 너희들은 이제 그 수술했니? 그럼, 앞으로 나보고 형이라고 해, 응? 내가 한참 선배니까."

"말도 안 돼. 아직 수술 안 한 애도 있는데, 우리가 널 왜 형이라고 하니? 딴 데 가서 알아봐."

"누가 고추 수술을 아직도 안 했다는 거야? 내년이면 4학년인데. 그건 저학년 때 다 하는 거야."

"누구긴 누구야, 준영이지."

준영이는 아이들 사이에서 자기 이름이 들먹여지자 깜짝 놀랐습니다.

"준영이는 나중에 어른 되어서 할 모양이지? 4학년 때 저 혼자 고추에 종이컵 씌우고 다니는 건

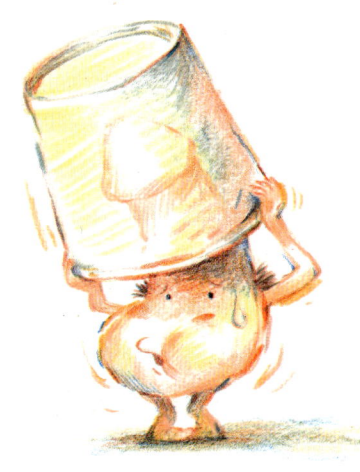

좀 창피하잖아."

"고추 수술 안 하고 어떻게 어른이 되니?"

"맞아, 고추 수술 안 하면 장가도 갈 수 없잖아."

준영이는 얼굴이 화끈 달아올랐습니다. 그러나 뭐라고 소리를 지르지도 못했습니다.

"준영이는 혹시 천연 기념물 아냐?"

"천연 기념물?"

"응, 수술할 필요 없이 저절로 벗겨진 고추 말이야."

"그런 고추도 있어?"

"그럼, 우리 아빠도 고추 수술 안 했대."

"에이, 준영이는 아닐 거야. 그런 고추였으면 수련회 갔을 때 앞을 가리고 옷을 갈아입었겠어? 나 봐라 하며 털털거리며 으스댔겠지."

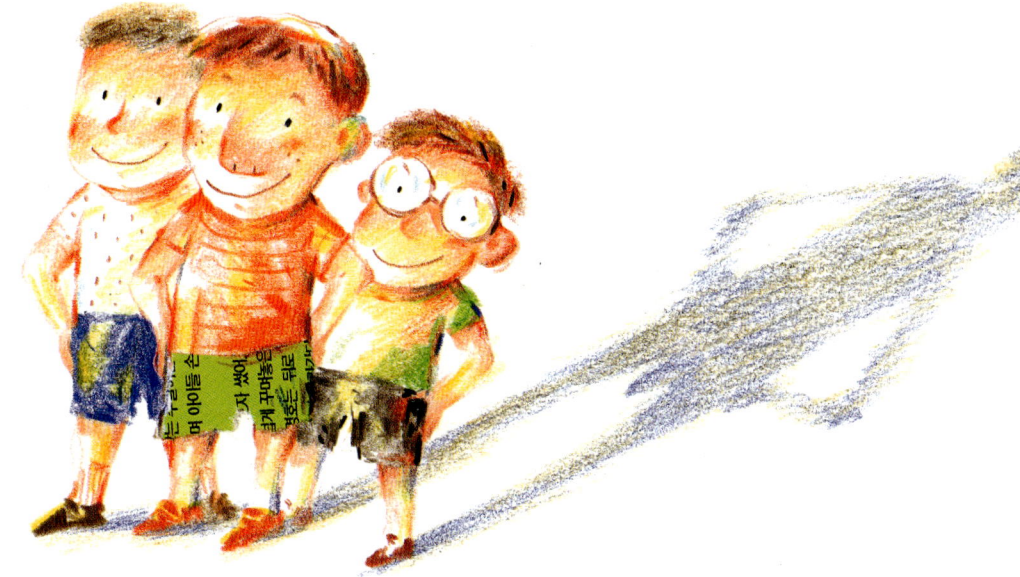

바로 그 때, 잠자코 있던 여자 아이들 가운데 한 명이 참견을 했습니다.

"뭘? 뭘 털털거려?"

"뭐긴 뭐야, 준영이 고추지!"

그 말에 사내아이들 여자 아이들 할 것 없이 모두들 "와!" 하고 웃었습니다. 준영이는 더 이상 참지 못하고 자리에서 벌떡 일어나 소리를 꽥 질렀습니다.

"야, 조용히 안 해! 너희들이 뭘 안다고 그래?"

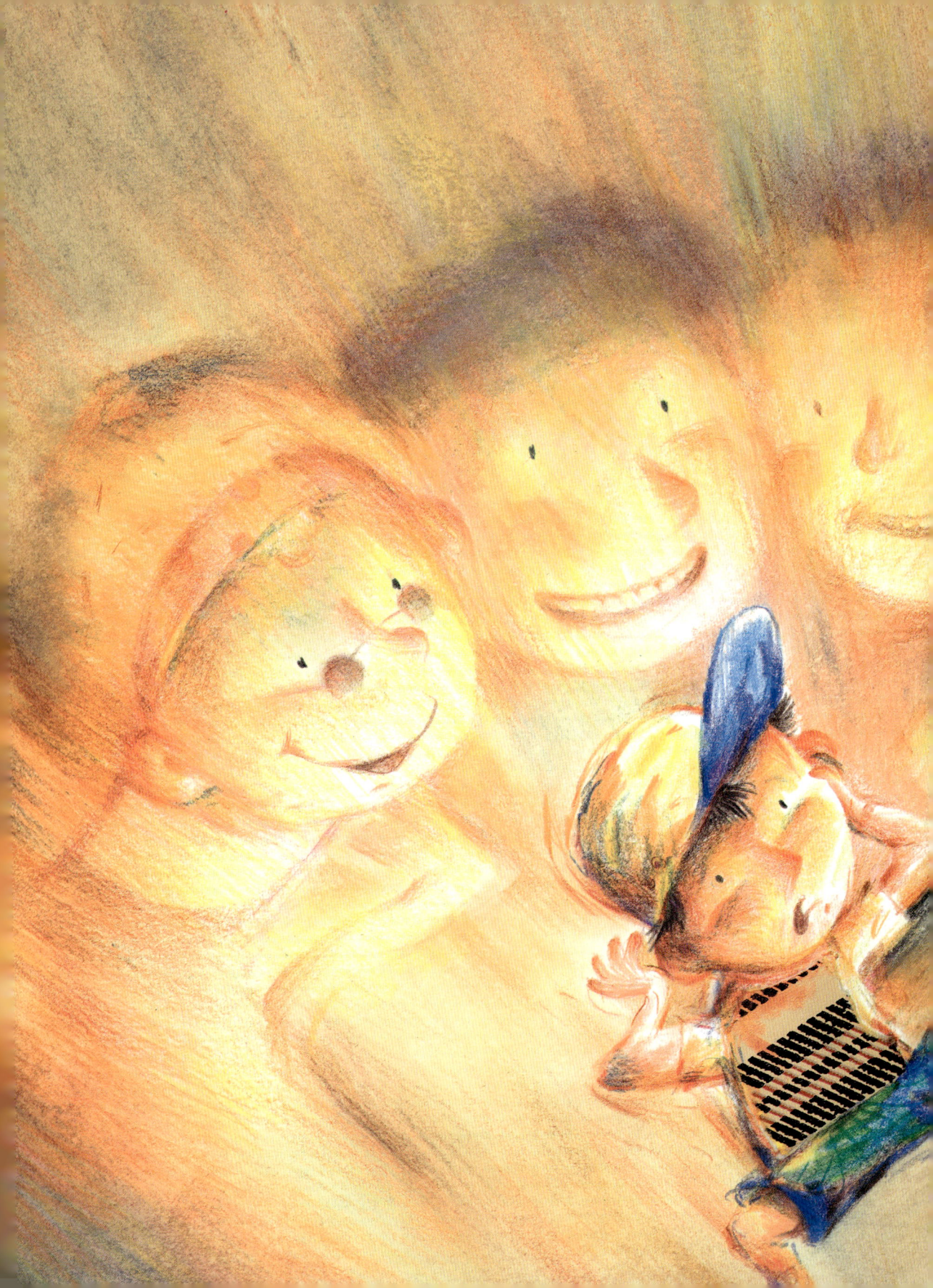

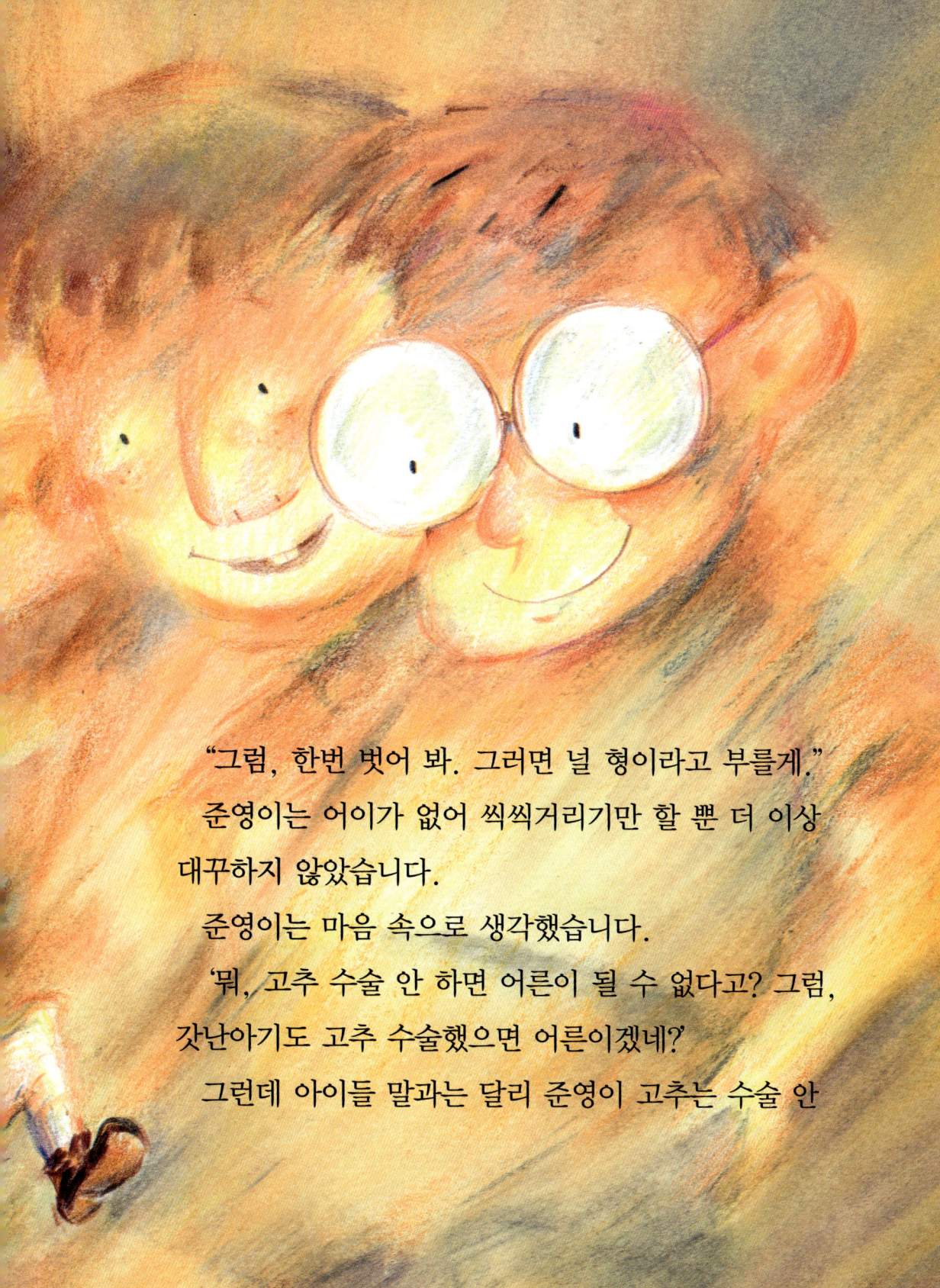

"그럼, 한번 벗어 봐. 그러면 널 형이라고 부를게."
 준영이는 어이가 없어 씩씩거리기만 할 뿐 더 이상 대꾸하지 않았습니다.
 준영이는 마음 속으로 생각했습니다.
 '뭐, 고추 수술 안 하면 어른이 될 수 없다고? 그럼, 갓난아기도 고추 수술했으면 어른이겠네?'
 그런데 아이들 말과는 달리 준영이 고추는 수술 안

해도 되는 천연 기념물이 아닌 듯했습니다. 왜냐하면
엄마가 요즈음 들어선 아예 고추 수술할 날을
잡아야겠다는 말을 불쑥불쑥 꺼냈기 때문입니다.

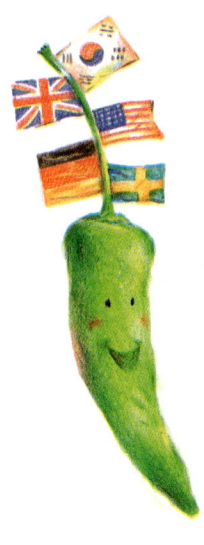

철이의 자랑스러운 고추

가을 운동회가 열린 날이었습니다. 준영이는 운동회가 끝난 뒤에도 친구들과 어울려 운동장에서 더 놀았습니다. 그러고는 해가 질 때가 다 되어서야 집에 돌아왔습니다. 목욕탕에 들어가 씻으려고 하는 순간, 엄마가 준영이를 불러 세웠습니다.

"어유, 얼굴에 먼지 좀 봐. 오늘은 동네 목욕탕에 가서 제대로 좀 씻고 오지 그래."

"싫어요."

"싫기는. 조금 있으면 아빠 오실 시간이다. 기다렸다가 아빠랑 목욕 갔다 와."

1학기 때까지만 해도 준영이는 곧잘 동네 목욕탕에 갔습니다. 그러나 2학기 들어서는 잘 가지 않았습니다. 그건 반 아이들이 고래잡이니 포경 수술이니 하면서 고추 얘기를 자주 들먹이기 시작한 뒤부터입니다. 그 때부터 남들 앞에서 벌거벗고 다니기가 쑥스러웠습니다. 자기 고추가 남들 고추와 비교되는 게 싫어서였습니다. 왜냐하면 준영이는 아직 고추 수술을 하지 않았기 때문입니다.

"준영아, 오늘 운동회 재미있었니?"

준영이가 엉거주춤 서 있는 사이에 아빠가 들어와서 먼저 물었습니다.

"아빠, 안녕히 다녀오셨어요?"

준영이는 아빠한테 인사부터 했습니다.

"그래, 그런데 왜 그렇게 서 있니? 아빠랑

목욕하러 가지 않을래? 어째 몸이 으슬으슬한 게 감기 기운이 있는 것 같아서 더운물에 몸을 좀 담그고 싶구나."

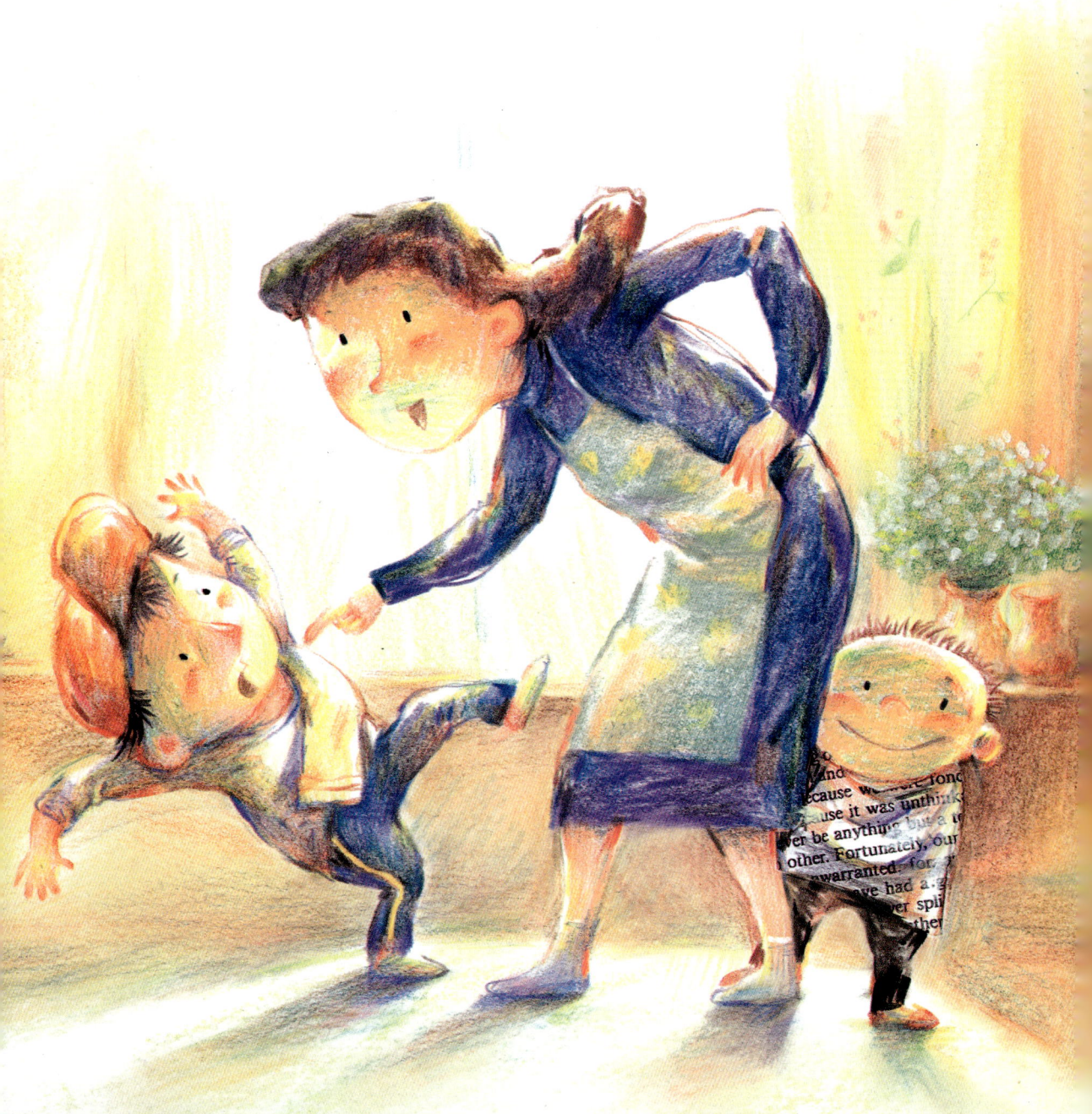

"여보, 그렇게 하세요. 마침 준영이도 목욕하러 가려던 참이었어요."

"치! 엄마는 말도 잘 지어 내! 내가 언제 목욕하러 가려던 참이었어요? 엄마가 억지로 가라고 했으면서."

준영이는 입을 쭉 내민 채 볼멘 목소리로 말했습니다. 그러자 아빠가 준영이를 달래며 말했습니다.

"준영아, 엄마 말 듣는 게 좋아. 엄마 말 들으면 자다가도 떡 얻어먹는 일이 생기거든."

이제 준영이는 꼼짝달싹할 수 없이 목욕하러 가게 생겼습니다. 그래서 입을 삐죽거렸습니다.

"엄만 언제나 엄마 맘대로야!"

"맞아, 그 말은. 엄마 말이 우리 집에선 곧 법이거든!"

아빠는 빙글빙글 웃으면서 '아직도 넌 그걸

몰랐니?' 하는 표정을 지었습니다. 그러자 엄마가 고함을 질렀습니다.

"당신은 애 앞에서 못 하는 말이 없어요!"

"이크! 준영아, 아빠는 엄마 앞에선 말할 자유도 없단다. 어서 도망가자! 아이구, 잘못했습니다, 이 여사님."

아빠가 손을 비비는 시늉을 하며 넉살을 부렸습니다.

"하여튼, 저이는……."

엄마도 아빠의 넉살에는 어쩌지 못했습니다.

준영이는 아빠와 함께 목욕탕을 가기 위해 집을 나섰습니다.

목욕탕에 도착하자 아빠는 서둘러 옷을 벗었습니다. 준영이는 슬쩍 아빠의 사타구니를 보았습니다. 예전엔 한 번도 자세히 본 적이 없어 아빠 고추가 자기 고추와 비슷하게 생겼는지 어쨌는지를 미처 비교해 보지 않았기 때문입니다. 역시 아빠 고추는 자기 것과는 다르게 생겼습니다. 끝이 가늘고, 길게 나와 있지 않고 뭉툭한 채 껍질도 없었습니다. 준영이 고추는 밭에서 자라는 고추랑 비슷하지만, 아빠 고추는 마치 송이버섯 같았습니다.

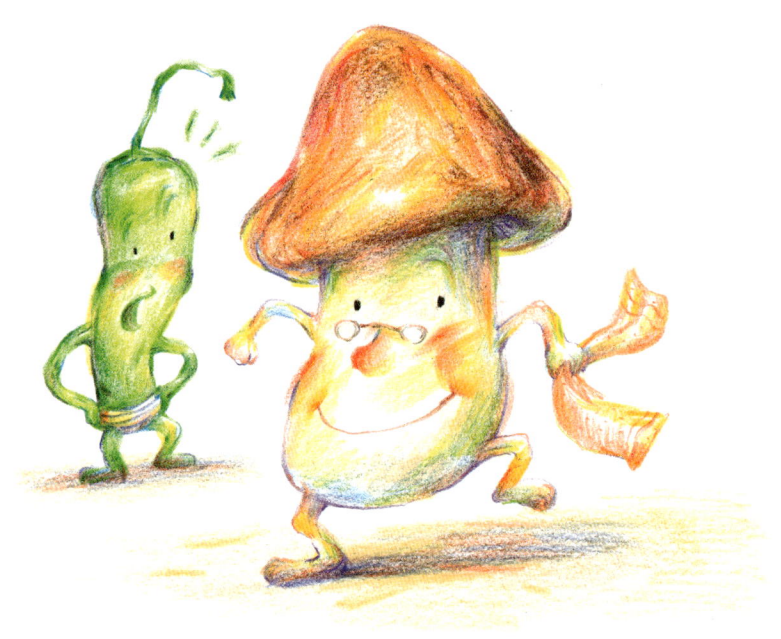

"아이구, 어서 들어가서 뜨거운 물에 몸을 푹 좀 담궈야지. 준영이 너도 어서 옷 벗고 들어오너라."

아빠는 탈의실 사물함을 잠근 뒤, 발목에 열쇠를 채우고 목욕탕 안으로 들어갔습니다. 그러나 준영이는 미적거리며 옷을 벗었습니다. 탈의실에는 몇 사람 없었습니다. 준영이는 자꾸만 그 사람들의 눈길이 느껴졌습니다. 아무도 자기를 바라보는 것 같지는 않았지만 말입니다.

준영이는 옷을 다 벗은 뒤 사타구니를 두 손으로 가리고 목욕탕 안으로 들어갔습니다.

사실 초등 학교에 들어간 뒤에도 꽤 오랫동안 엄마를 따라 여탕에 가서 목욕을 했지만 아무렇지 않았습니다. 그 때는 오히려 다른 사람들이 쭈뼛거렸습니다.

"아줌마! 장가보내도 될 만큼 고추가 다 여문 녀석을 여탕에 데려오면 어떡해요?"

가슴이 준영이 머리통만한 아줌마가 엄마에게 눈을 흘기며 핀잔을 주기도 했습니다. 하지만 엄마는 아랑곳하지 않고 준영이를 씻겨 주었습니다. 준영이도

그 아줌마가 왜 그러나 하는 생각은 했지만 전혀
부끄러움을 느끼지는 않았습니다. 엄마는 남이야 뭐라
하든 말든 준영이를 세워 놓고 엉덩이며 사타구니며
할 것 없이 비누질까지 해댔습니다. 그런데 지금은
남탕에 왔는데도 쭈뼛거려졌습니다.

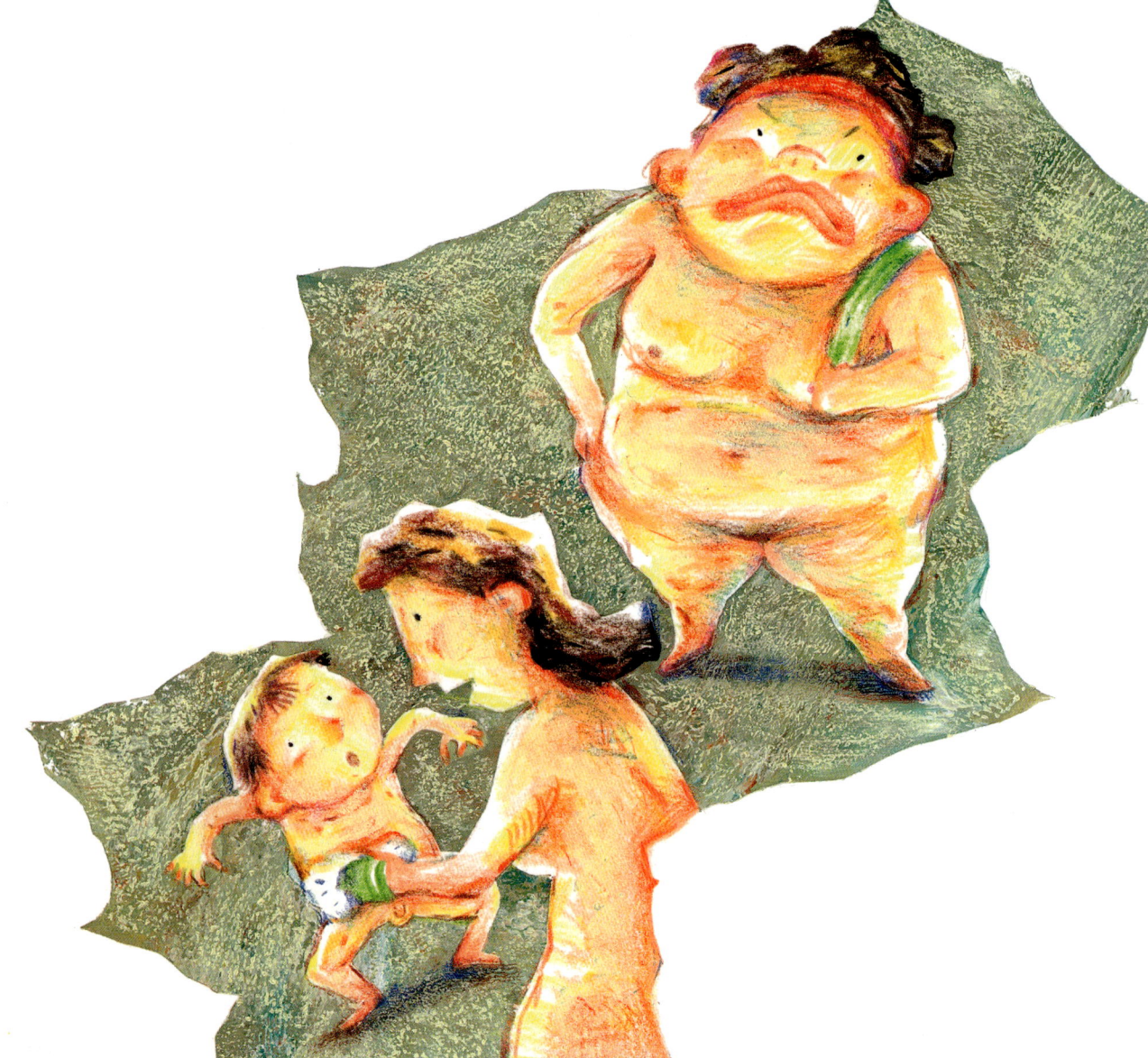

탕 안으로 들어가자 수증기가 꽉 차서 잠시 앞이 잘 보이지 않았습니다. 준영이는 샤워 꼭지 하나를 차지한 뒤 물을 틀어 온몸을 헹구듯 씻었습니다. 바로 오른쪽 옆자리에서 씻는 사람을 흘깃흘깃 보았습니다. 중학생 정도 되어 보이는 형이었습니다.

준영이는 그 형의 사타구니를 재빠르게 훑어보았습니다. 자기의 고추와는 다르게 끝이 벗겨져 있었습니다.

'저 형도 수술했나……'

준영이는 이번엔 왼쪽 자리에서 씻는 사람을 보았습니다. 가슴살이 쭈글쭈글한 할아버지였습니다. 그 할아버지 고추 역시 자기 고추와는 다르게 생겼습니다. 그리고 보니 중학생 형이나 할아버지 고추의 뿌리 언저리에는 까만 수염도 나 있었습니다.

'수술을 해야 고추 수염도 나나?'

준영이는 은근히 걱정이 되기 시작했습니다.

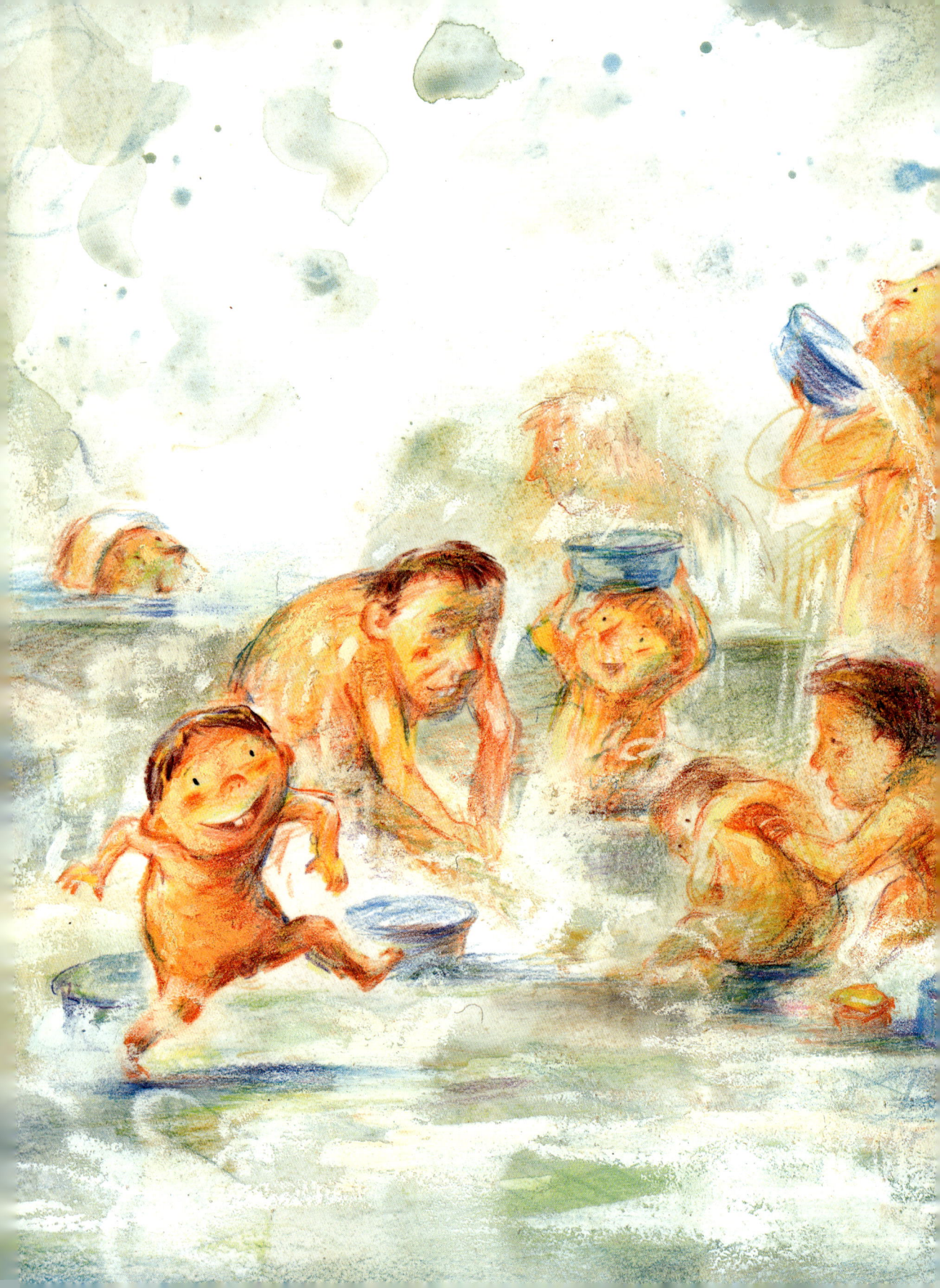

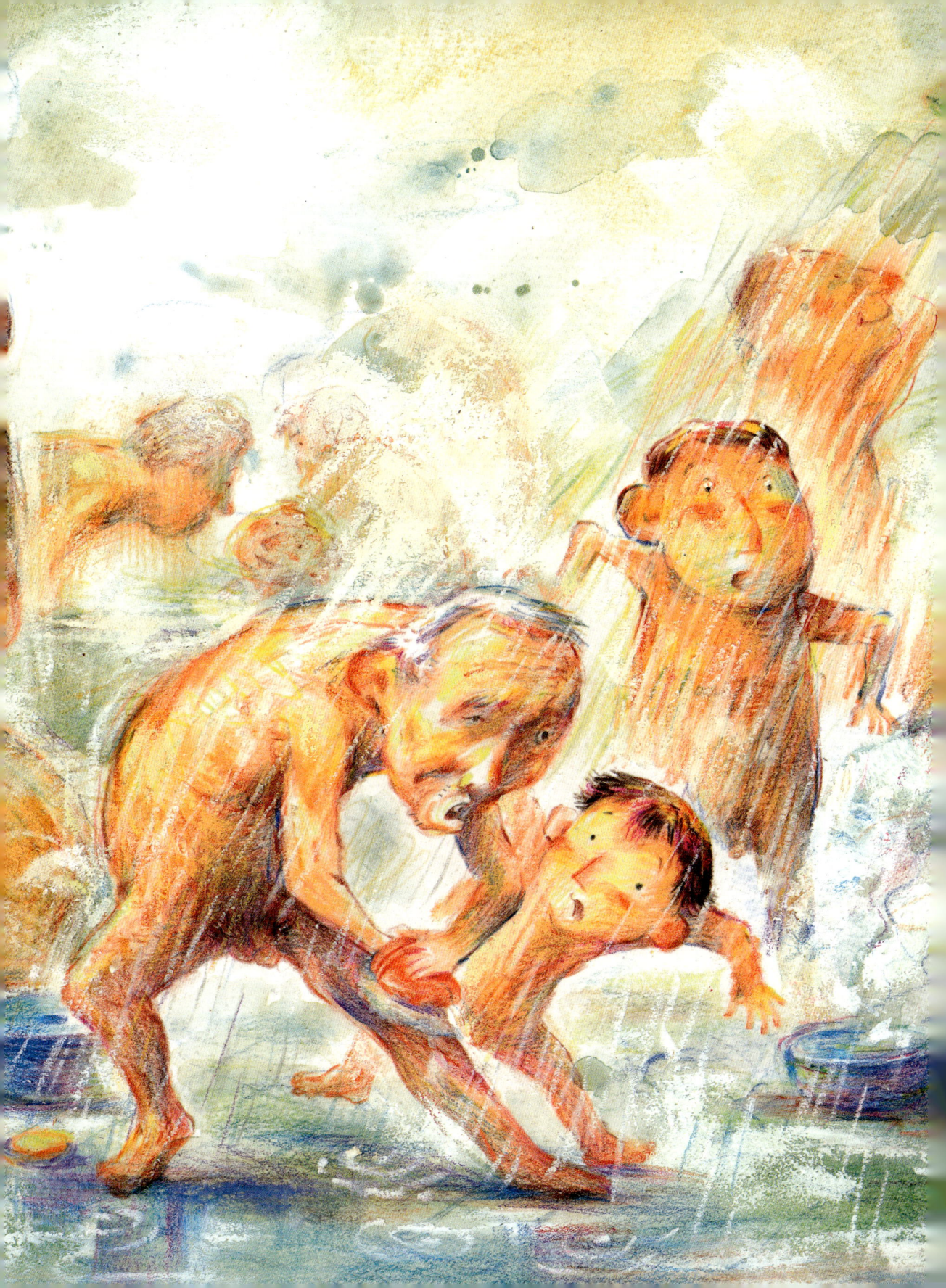

바로 그 때, 동생 준우보다도 더 작은 꼬마 아이가 쪼르르 목욕탕 안으로 달려왔습니다.

'어?'

준영이는 깜짝 놀랐습니다. 이제 겨우 유치원이나 다닐 정도밖에 안 되는 아이인데, 그 녀석 고추도 자기 고추와는 달랐던 것입니다. 고추 수염은 없었지만 말입니다.

'저렇게 어린데도 수술했나 봐.'

준영이는 갑자기 조바심이 났습니다.

'나도 빨리 수술해야 하는 거 아냐?'

철이가 수술을 한 뒤로, 전과 달리 자기 앞에서 재는 걸 보니 고추 수술이 좋긴 좋은 모양이었습니다. 그런 걸 보면 수술을 하긴 해야 될 모양인데, 좀체 자신이 서지 않았습니다.

'어떡하지? 많이 아플 텐데……. 난, 왜 남자로 태어난 거야? 여자로 태어났으면 이런 걱정 안 해도

되잖아…….'

짧은 순간, 별의별 생각이 다 났습니다.

'철이도 했는데…….'

자기와 철이를 견주어 보았습니다. 철이는 자기보다 키도 작고 운동도 잘 못합니다. 그래서 늘 어딘가 모르게 움츠러져 있는 쪽은 철이였습니다. 그런데 철이는 고추 수술을 한 뒤론 틈만 나면 준영이 앞에서 우쭐댔습니다.

"난 이제 어른이 된 거야, 히히."

철이가 그렇게 젠체하며 뽐내도 준영이는 할말이 없었습니다. 겉으론 짐짓 면박을 주었지만 말입니다.

"키도 쪼끄만 게 어떻게 어른이야?"

"준영이 너 웃긴다. 키 작은 어른은 없니?"

준영이는 언제나 그 대목에서 말문이 막히고 맙니다. 철이 말이 틀리지 않기 때문입니다.

바로 그때, 귀에 익은 목소리가 들렸습니다.

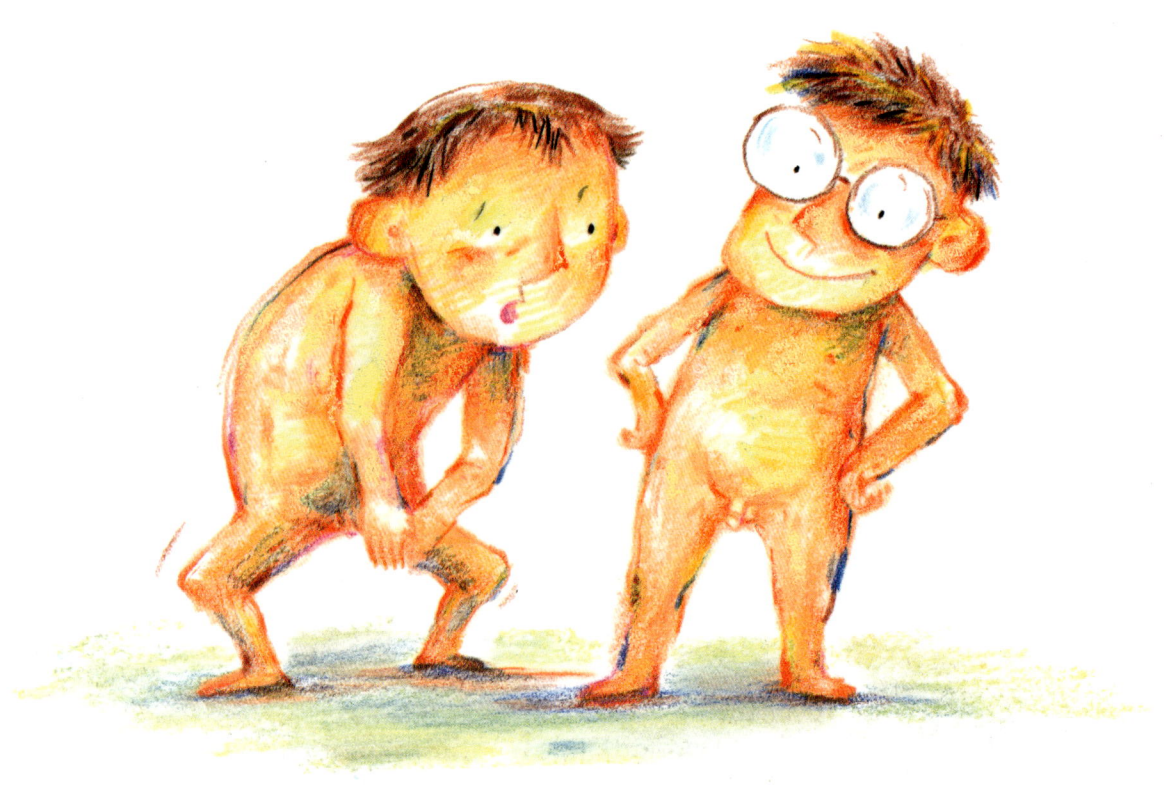

"어? 준영아, 너도 목욕 왔어?"
목소리의 주인은 철이였습니다. 준영이는 자기도 모르게 두 손으로 사타구니를 가렸습니다. 그런데 철이는 전혀 앞을 가릴 생각을 하지 않았습니다.
"철이…… 너도…… 목욕…… 왔구나."

준영이는 어색한 목소리로 더듬거렸습니다.

"응, 온몸이 먼지투성이라서."

그러면서 철이는 자기의 고추를 자랑스럽게 털털거리며 윗몸을 앞뒤로 젖혔다 폈다 했습니다. 준영이는 고추를 내놓고 자랑하는 철이 앞에 서 있는 게 민망했습니다. 그래서 서둘러 탕 속으로 들어갔습니다.

아빠는 탕 속에서 두 다리를 앞으로 쭉 내뻗은 채 눈을 감고 있었습니다. 준영이의 눈길은 자연스레 아빠의 사타구니로 갔습니다. 그러나 목욕물이 출렁거려서 뚜렷하게 보이지 않았습니다.

고추를 위한 기도

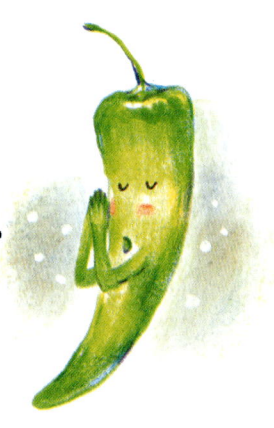

　가을인가 싶었는데, 어느 새 겨울이 되었습니다. 준영이는 2학기 내내 고추 때문에 마음이 편하지 않았습니다. 그러다 겨울 방학이 되자 무척 홀가분한 마음이 들었습니다. 걸핏하면 고추 수술했다고 뻐기는 아이들과 당분간 만나지 않아도 되기 때문이었습니다. 그러나 그러한 기분도 겨우 며칠이었습니다.
기다렸다는 듯 엄마의 닦달이 시작된 것입니다.
　방학한 지 며칠 지나지 않은 저녁이었습니다. 엄마가

설거지를 끝내고 준영이 방을 들여다보며 말했습니다.

"준영아, 컴퓨터 끄고, 씻고 자야지."

"내일 학교도 안 가는데, 조금만 더 놀다가요……."

준영이는 컴퓨터에서 눈을 떼지 않은 채 볼멘 목소리를 냈습니다.

"내일 병원에 가려면 깨끗이 씻고 일찍 자야지."

"병원이라고요?"

"그래, 저번에 엄마가 말했잖아. 방학하면 고추 수술해야 한다고. 내일이 예약해 놓은 날이야."

"싫어요! 나, 고추 수술하기 싫어요. 전에도 싫다고 했잖아요!"

"싫은 게 어디 있어. 어른이 되려면 다 해야 되는데."

"안 해도 되는 사람도 있대요. 먼저 그것부터 알아보면 안 돼요?"

"고추 수술은 무조건 하는 게 좋대."

"그런 게 어디 있어요."

"어디 있긴. 의사 선생님과 박사님들이 다 그렇게 말씀하시잖아. 그래서 요즘엔 갓난아기 때 다 수술하는 거야. 내가 왜 너희 형제를 낳았을 때 바로바로 하지 않고서 이 난리를 피우는지 모르겠다."

그 순간 준영이는 언젠가 인터넷에서 보았던 내용이 떠올랐습니다.

"갓난아기 때 해도 아픈 기억이 어른이 될 때까지 간대요."

"뭐? 갓난아기가 뭘 안다고. 어쨌든 넌 이제 갓난아기가 아니니까 수술해야 돼."

엄마는 막무가내였습니다. 그러나 준영이는 무엇보다도 우선 남 앞에 고추를 내놓고 수술을 받는 게 싫었습니다. 게다가 고추 수술은 꽤 아픈 모양이었습니다. 아이들은 저마다 아프지 않다고 했습니다. 하지만 그건 다른 아이들 앞에서 괜히 젠체하느라 그런다는 걸 알고 있었습니다. 그래서 엄마를 다시 졸랐습니다.

"엄마, 더 커서 하면 안 돼요?"

"안 돼, 시기를 놓치면 더 힘들대. 3학년 때쯤 하는 게 좋대."

그건 준영이도 인터넷에서 읽어서 알고 있었습니다. 그런데도 수술을 하기가 싫었습니다.

"그럼, 이번 겨울 방학 말고 내년 여름에 해요."

"여름엔 날씨가 더워서 상처가 덧나기 쉬워. 그래서 수술하기는 겨울이 낫단다. 아무 소리 말고 얼른 씻고, 일찍 자."

"다른 애들은 여름 방학 때 다 했단 말이에요."

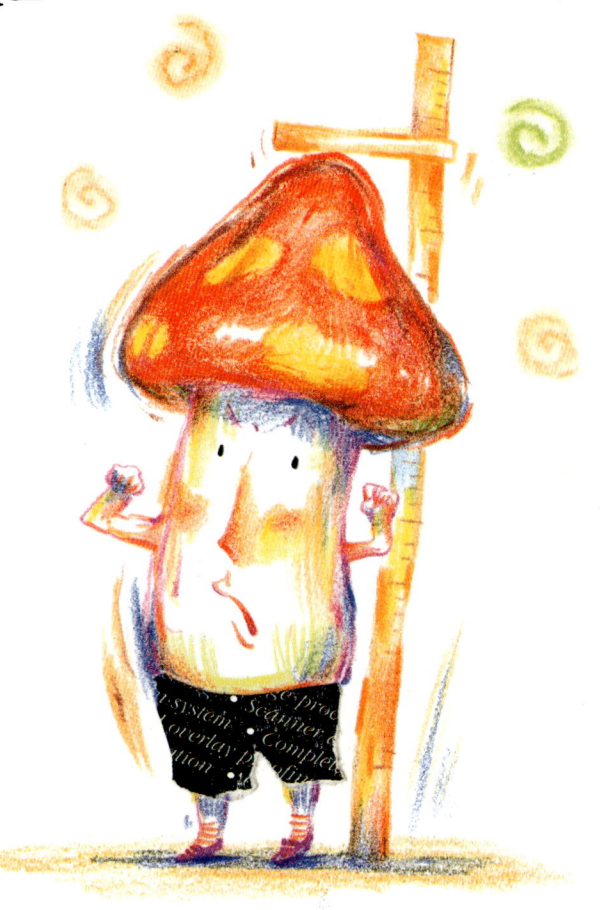

그러나 엄마는 준영이 말에 더 대꾸하지 않았습니다. 준영이도 고추 수술을 받지 않을 까닭을 더 대지 못했습니다. 그래서 할 수 없이 엄마가 이른 대로 컴퓨터를 끈 뒤, 씻고 잠자리에 누웠습니다. 그러나 잠이 쉽게 들지 않았습니다. 자꾸만 '수술'이라는 말이 귓가를 맴돌았습니다.
　'밤사이에라도 고추가 더 자라 껍질이 저절로 벗겨졌으면…….'
　준영이는 세상에 태어나 처음으로 기도를 했습니다. 기도하는 법도 모르고, 또 누구한테

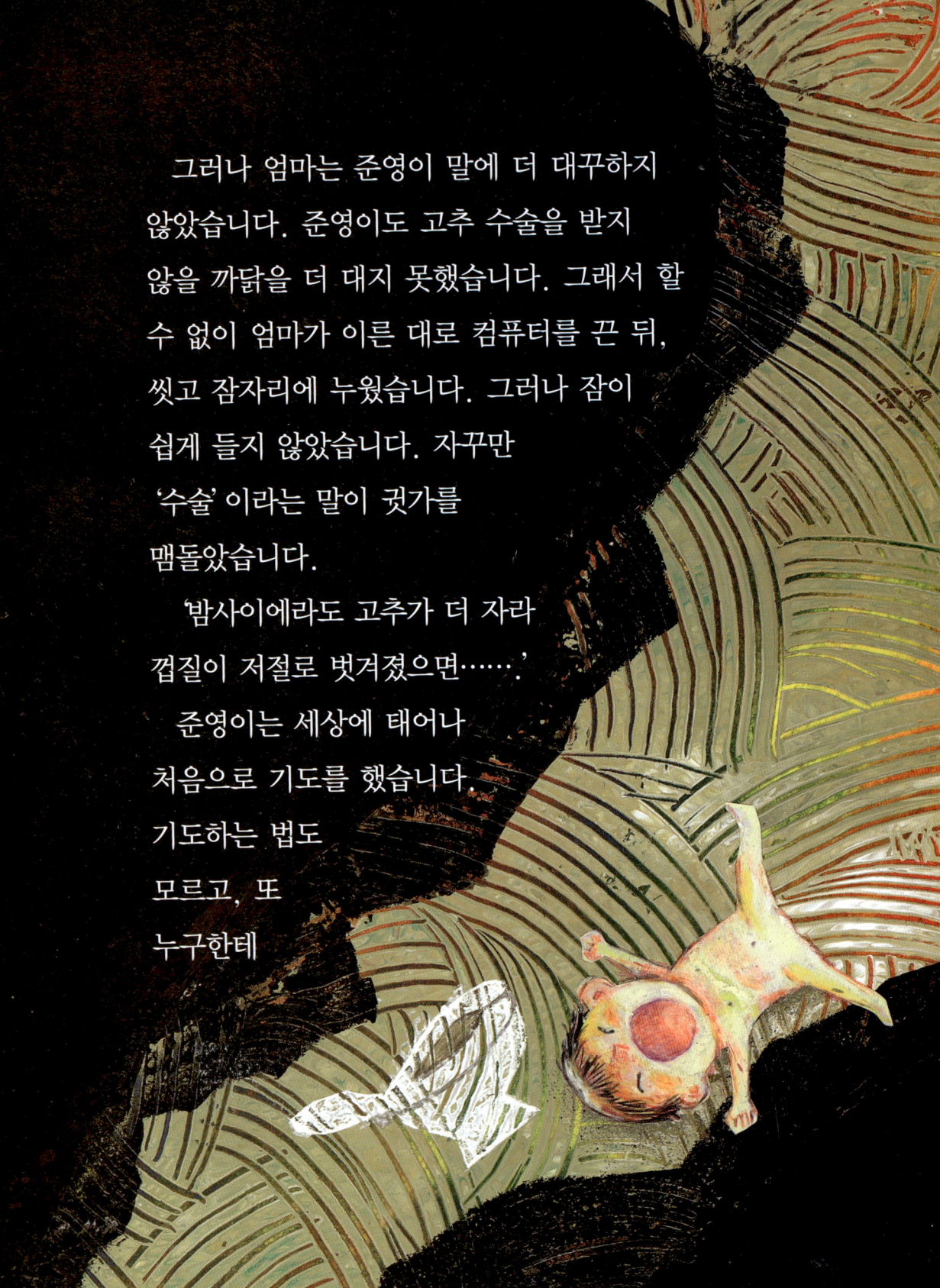

해야 되는지도 모릅니다.
하지만 눈을 감은 채 열심히 바라는 말을 되뇌었습니다.
얼마나 잤을까. 준영이는 병원에 가기 싫다고 발버둥쳤습니다. 그런데 엄마는 준영이 손을 끌고 병원에 갔습니다. 준영이는 잠깐 화장실에 가겠다고 손목을 놓아 달라고 했습니다. 기회를 봐서 병원에서 도망치기 위해서였습니다.
엄마 손에서 벗어나 화장실에서 오줌 누는 시늉이라도 하기 위해 바지를 내리는 순간, 준영이는 입이 딱 벌어지고 말았습니다.
고추가 달려 있지 않았기 때문입니다.
"악!"
준영이는 소리를 지르며 자리에서 벌떡 일어났습니다.
"내 고추! 내 고추!"

꿈이었습니다. 꿈치곤 아주 무서운 꿈이었습니다.
바로 그 때, 엄마 목소리가 들렸습니다.
"준영아, 세수하고 밥 먹어라."
날은 벌써 훤히 밝아 있었습니다.
준영이는 밥상 앞에 앉아 있는 아빠한테 인사를 하는 둥 마는 둥 하면서 자리에 앉았습니다. 아빠는 여느 때와 마찬가지로 출근 준비를 하고 있었습니다. 준우는 준영이보다 먼저 일어나 벌써 숟가락을 들고 있었습니다.
"방학 때도 학교 다닐 때랑 똑같이 일찍 자고 일찍 일어나야지."
아빠 말에 준영이는 아무런 대꾸도 하지 못하고 숟가락을 들었습니다.
바로 그 때, 엄마가 소리를 질렀습니다.
"가서 얼굴에 물칠이라도 하고 밥을 먹어야 입맛이 나지!"

준영이는 들었던 숟가락을
내려놓고 화장실로 들어갔습니다.
변기 뚜껑을 들고 바지춤을 내린
뒤 고추를 꺼냈습니다. 다행히 고추는
잘 달려 있었습니다. 그런데 고추가 탱탱했습니다.
'어? 고추가 밤 사이에 자랐나?'
준영이는 오줌이 차서 그렇다는 걸 미처 생각하지
못했습니다. 오줌을 누니 고추는 다시 줄어들었습니다.
그 순간, 고추를 항상 깨끗이 하면 고추에 때가 끼지
않으므로 굳이 수술을 안 해도 된다는 인터넷 기사가
떠올랐습니다. 그래서 얼른 고추를 물로 씻었습니다.
그런 다음, 고양이
세수하듯 눈가에 물칠만
하고 다시 밥상
앞에 가서
앉았습니다.

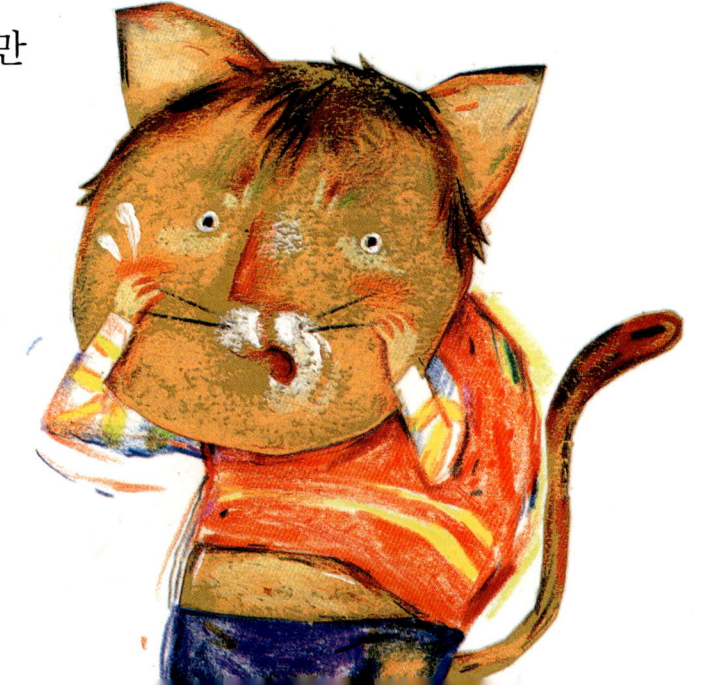

아빠가 준영이를 보며 빙그레 웃었습니다.
"준영아, 축하한다. 오늘 지나면 어른이 되는구나."
준우가 숟가락을 입에서 빼물며 말했습니다.
"형아가 왜 어른이야, 아빠?"
아빠가 준우 엉덩이를 두어 번 토닥거리며 말했습니다.

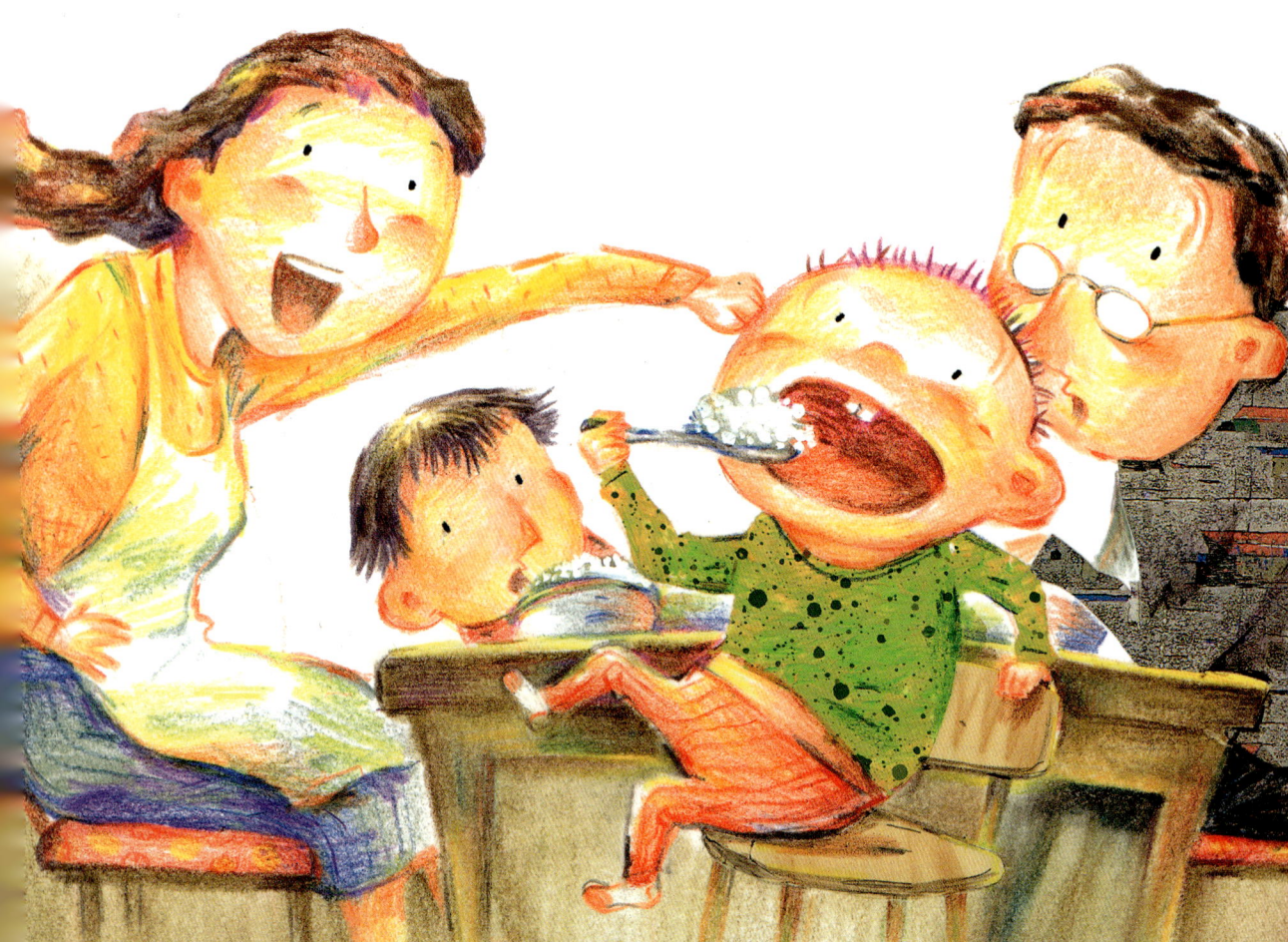

"응, 형아는 날마다 밥을 많이 먹거든."

그러자 준우는 입을 크게 벌린 뒤 숟가락 가득 밥을 떠서 입 안으로 밀어 넣었습니다.

이번엔 엄마가 준우 머리를 살짝 쥐어박으며 말했습니다.

"이 녀석, 누가 밥 빼앗아 먹는 것도 아닌데, 뭘 그리 많이 떠 먹어?"

"엄마, 나도 밥 많이 먹고 형아처럼 어른이 될 거야."

"그래, 그래. 준우도 어서 커서 어른이 되어야지."

아빠는 그 말을 한 뒤 숟가락을 놓고 자리에서 일어났습니다.

준영이도 아빠를 따라 자리에서 일어났습니다.

"넌, 왜?"

엄마가 준영이를 보며 말했습니다.

"엄마는 몰라도 돼요."

준영이는 안방 거울 앞에 서서 머리를 다듬고 있는 아빠한테 갔습니다.

"준영아, 밥 먹다 말고 왜?"

준영이는 잠시 머뭇거리다 말했습니다.

"아빠, 나 고추 수술 안 하면 안 돼요?"

"이미 수술 날 받아 놨는데, 그냥 해 버리지 뭐."

"수술 안 하고도 어른이 되는 사람이 있다던데요."

"그거야 그렇지만……."

아빠는 말꼬리를 흐렸습니다.

준영이는 그 기회를 놓치지 않고 물었습니다.

"아빠도 고추 수술하고 어른 됐어요?"

"아빠 말이니?"

"네."

"아빠는 원래부터 어른이었지."

"그럼, 아빠는 고추 수술 안 하고 어른이 된 천연기념물이에요?"

"무슨 소리야? 아빠 바빠서 나간다. 할 이야기 있으면 이따 저녁에 하자꾸나. 저번에도 말했지만, 엄마 말 잘 들으면 자다가도 떡 얻어먹는 일이 생긴단다.

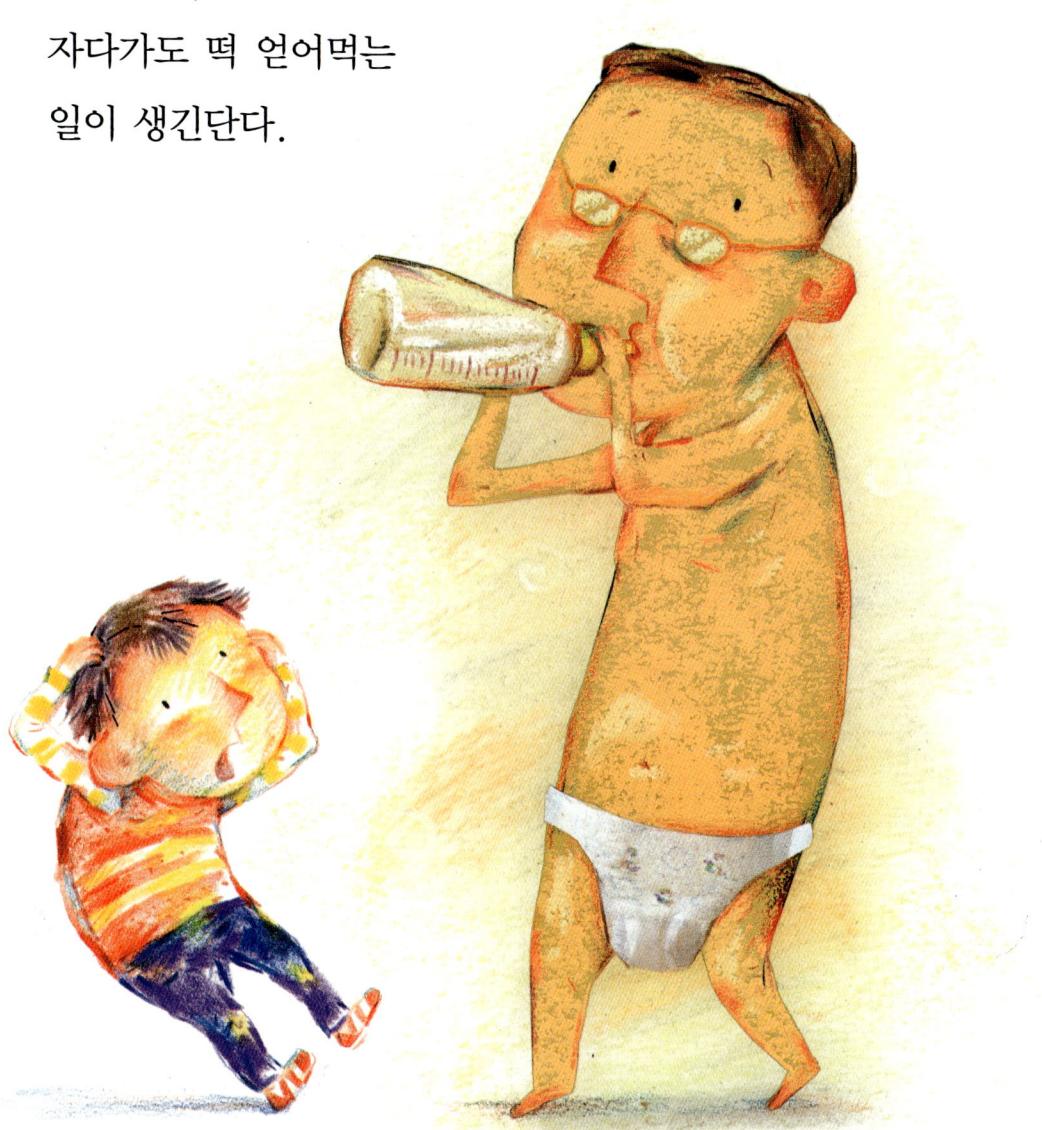

엄마 말씀 잘 듣도록 해라."

아빠는 머쓱한 얼굴로 급히 집을 나섰습니다.

밥상머리에 다시 돌아오자 엄마가 뭐라고 하는 것 같았지만, 준영이 귀에는 잘 들어오지 않았습니다. 준영이는 숟가락질도 건성으로 했습니다.

엄마는 고추나무가 아니잖아요

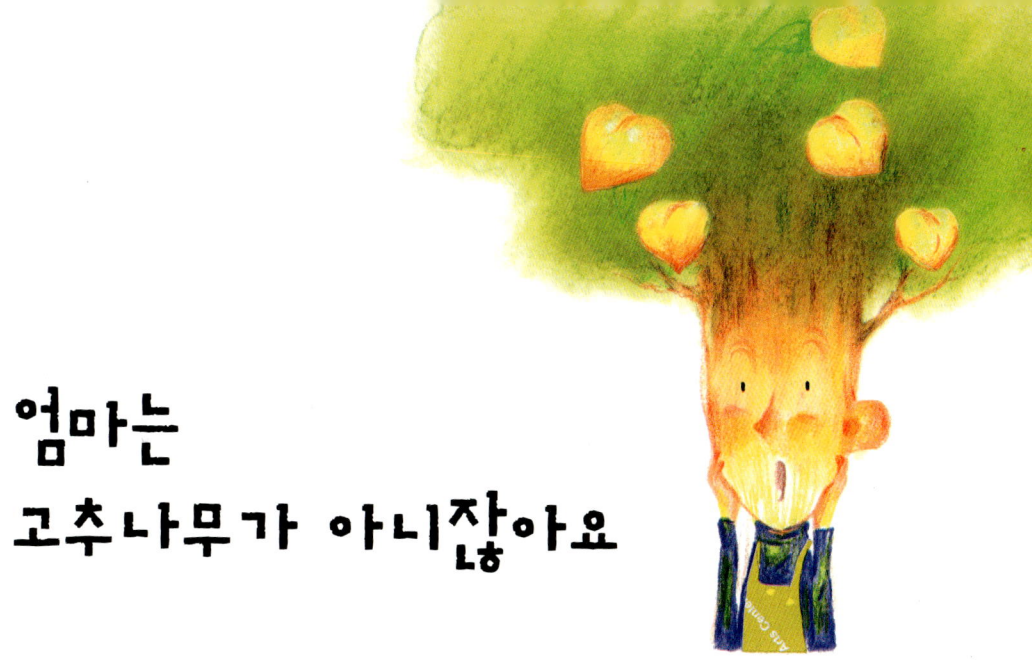

준영이는 아침상을 물리자마자 엄마가 설거지를 하는 틈을 타서 시골 할아버지한테 살짝 전화를 걸었습니다.

"할아버지, 궁금한 게 있어요."

"공부 같은 건 할아버지 말고 엄마나 아빠한테 물어 보는 게 좋아."

"공부 같은 것 아니에요."

"그럼, 뭐든지 물어 보렴."

"저, 고추 얘긴데요."

"뭐 고추나무? 그건 겨울엔 볼 수 없어. 벌써 다 뽑아 버렸는걸."

"먹는 고추 말고 오줌 누는 고추 말이에요."

"고추나무에다가 누가 오줌을 눈다고?"

"아이참, 할아버지도. 저, 아빠는 처음부터 어른 고추 달고 나왔어요?"

"뭔 소리냐? 고추가 고추나무 자라면서 같이 크지 처음부터 어른 고추가 어디 있어?"

"할아버지, 제 말은……. 아니에요, 그만둘래요. 할아버지랑은 말이 안 통해요."

"안 통하는 건 없는 것 같은데, 할아버지가 늙어서 가는귀먹어서 그래. 서울은 눈 감으면 코도 베어 간다더라. 누가 고추

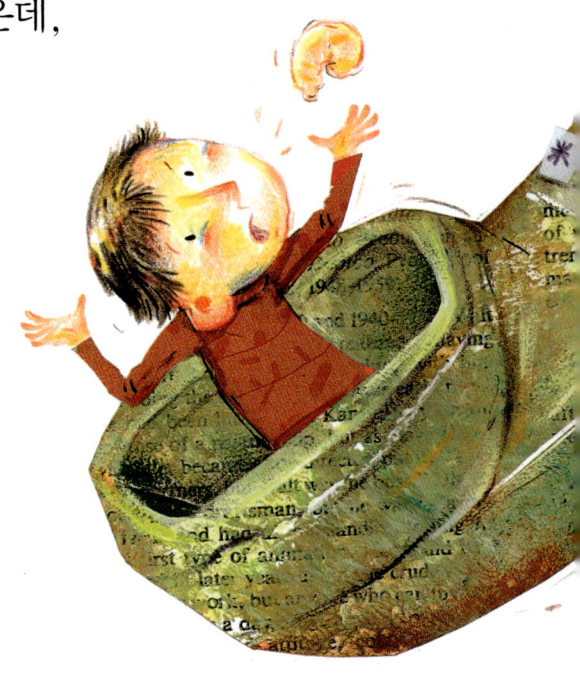

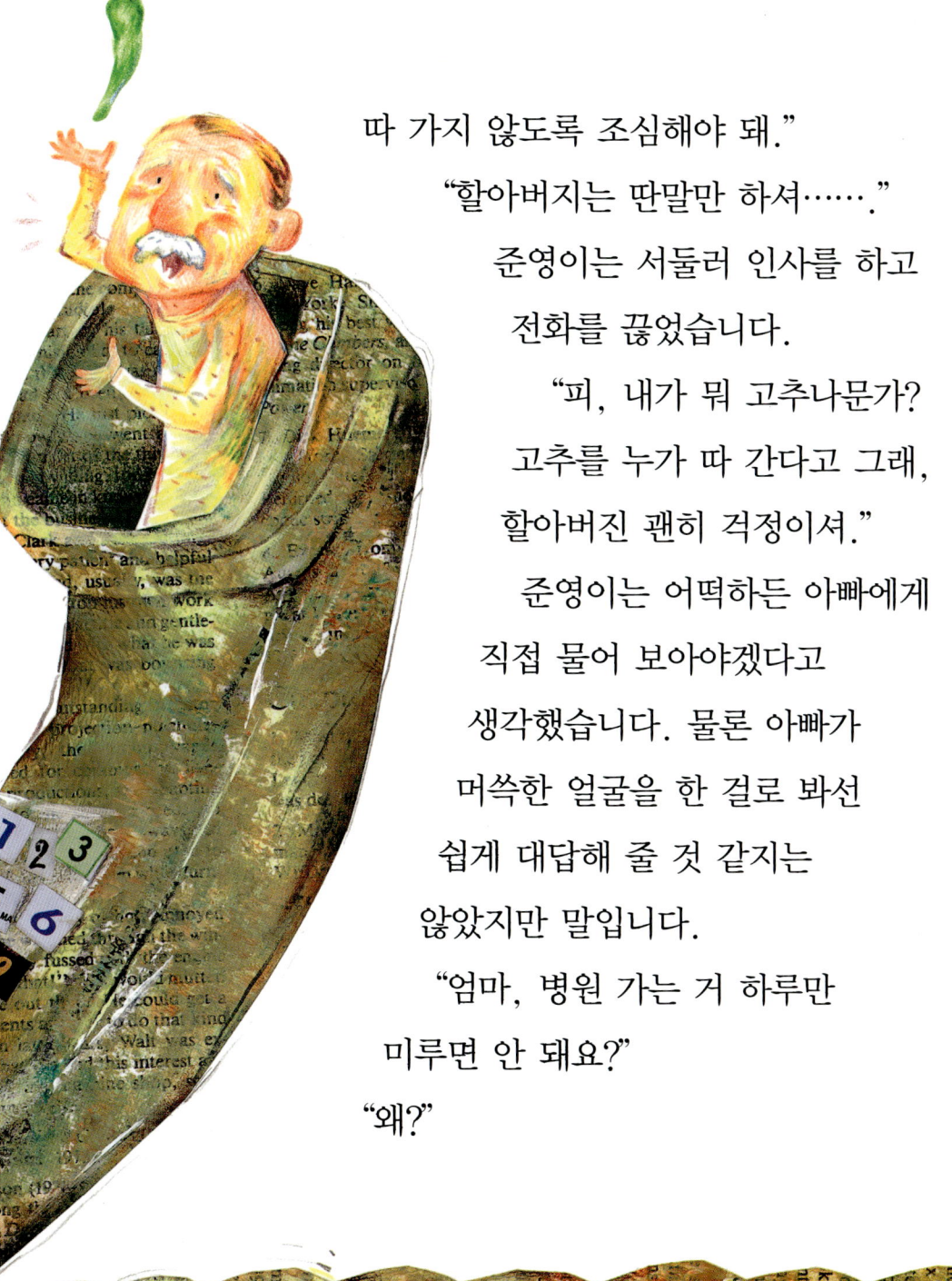

따 가지 않도록 조심해야 돼."
"할아버지는 딴말만 하셔……."
준영이는 서둘러 인사를 하고 전화를 끊었습니다.
"피, 내가 뭐 고추나문가? 고추를 누가 따 간다고 그래, 할아버진 괜히 걱정이셔."
준영이는 어떡하든 아빠에게 직접 물어 보아야겠다고 생각했습니다. 물론 아빠가 머쓱한 얼굴을 한 걸로 봐선 쉽게 대답해 줄 것 같지는 않았지만 말입니다.
"엄마, 병원 가는 거 하루만 미루면 안 돼요?"
"왜?"

"아빠한테 알아볼 게 있어요."

"엄마한테 알아보면 안 돼?"

"엄마는 고추나무가 아니잖아요."

"고추나무?"

그렇게 되묻는 엄마의 얼굴이 불그스레해졌습니다.

"내 고추가 잘 익을 고춘지 아닌지는 엄마보다 아빠가 더 잘 아실 테니까, 하루만 기다려 주세요."

"병원 가기 싫으니까 별 꾀를 다 부리는구나. 자꾸 미루면 어른 되는 일이 늦어져서 안 돼. 그리고 오늘 예약해 놓았다고 했잖아. 방학 때라 고추 수술하는 애들이 많아서 제 날짜에 안 가면 다시 날 잡기 어려워."

"내 고추는 어쩌면 수술 안 해도 되는 천연 기념물 고추인지도 모르니까 그래요!"

"천연 기념물 고추? 무슨 소리야?"

준영이는 얼굴이 달아오르는 걸 느끼며 엄마에게

대꾸하지 않고 얼른 자기 방으로 들어갔습니다.
 준우가 뒤따라와 방문을 두드렸지만 준영이는 열어 주지 않았습니다.
 그새 엄마가 전화 통화를 하는 소리가 들렸습니다. 엄마는 '천연 기념물'이라는 말을 몇 차례 되풀이했습니다. 아마도 이제 막 회사에 도착했을 아빠랑 통화를 하는 것 같았습니다. 그러면서 아빠 고추가 '천연 기념물'인지 아닌지를 알아보는 것 같았습니다.
 준영이는 문이 잠겼나 다시 확인하고 바지를 내렸습니다.

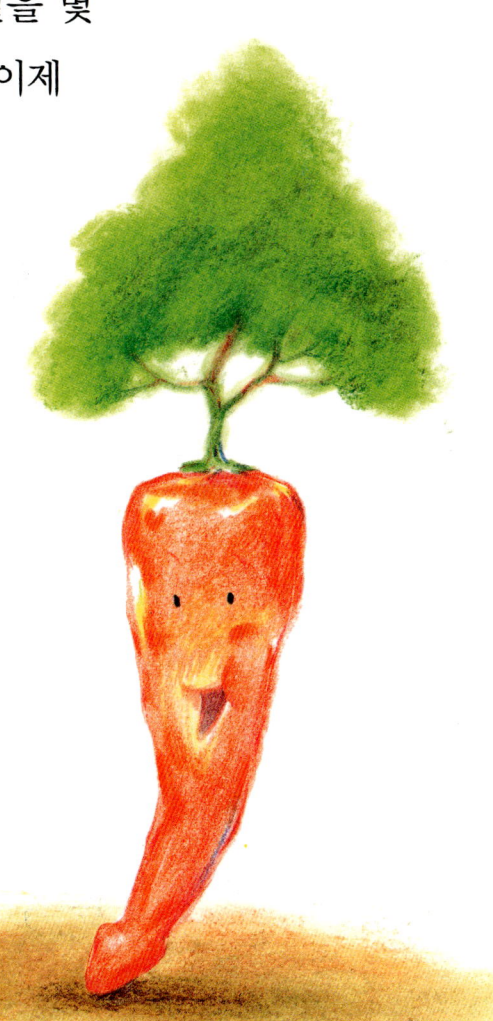

그리곤 고추가 어서 자랐으면 하는 마음에 고추를 들여다보았습니다.

"왜 문을 잠궈 놓고 그래?"

엄마 목소리였습니다.

"준우가 귀찮게 하잖아요."

준영이는 엉뚱하게 준우 핑계를 대며 얼른 바지를 추슬러 올렸습니다.

문을 열자 엄마가 웃으며 서 있었습니다. 그 순간, 준영이는 '아빠가 자기에게는 대답을 하지 않았지만 엄마한테는 솔직하게 말했구나' 라는 생각이 들었습니다.

"아빠랑 의논했는데, 네 고추가 천연 기념물 고춘가 아닌가는 병원 가서 검사해 보기로 했다. 수술을 할 것인지 아닌지는 그 다음에 결정하면 되잖아."

"정말이에요? 엄마, 검사해 보면 알 수 있대요?"

"완전한 건 아니지만……."

엄마는 말꼬리를 흐렸습니다. 그러나 준영이는 엄마의 말꼬리엔 신경을 쓰지 않고 내친 김에 아빠를 끌어들였습니다.

"그럼, 아빠 고추는 천연 기념물 맞죠? 그래서 내 고추도 검사해 보라는 거죠?"

"얘는, 아빠는 왜 끌어들이고 그래? 그리고 그건 아빠하고 아들하고 꼭 닮는 게 아니래."

"아닐 거예요. 난 아빠를 꼭 빼닮은 아들이니까

아빠처럼 수술 안 해도 될 거예요. 야호!"

그 소리에 준우가 쪼르르 달려왔습니다.

"준우야, 너도 걱정 안 해도 될 거야."

"형아, 뭘?"

"나중에 크면 알아, 어험"

준영이는 짐짓 헛기침을 했습니다. 갑자기 어른이 된 느낌이었습니다.

포경 수술 20분

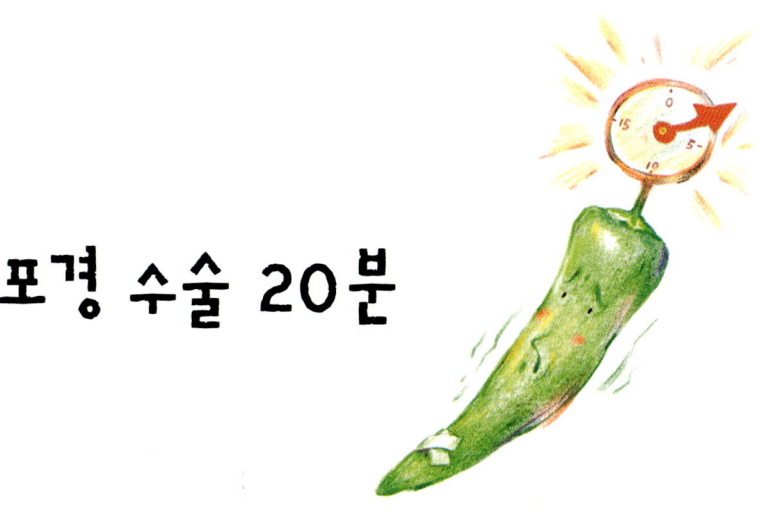

준영이는 엄마를 따라 병원에 가기로 했습니다. 검사 정도쯤이야 가볍게 받고 와야지 하는 마음이 들었습니다. 하지만 마음 한편엔 이런 생각이 드는 것도 사실이었습니다.

'설마 엄마가 날 병원에 쉽게 끌고 가기 위해 거짓말한 것은 아니겠지? 그런데, 검사해 보면 진짜로 알 수 있을까?'

그러나 일단 엄마를 믿기로 했습니다. 준우는 밖에

나가는 게 그저 좋아 싱글벙글하며 따라 나섰습니다.
"형아, 아파도 참아."
병원에 가는 줄 안 준우가 준영이 걱정을 했습니다. 준영이는 짐짓 엄살을 부렸습니다.
"아프면 어떻게 참아. 막 울어야지."
"그럼, 의사 선생님한테 혼나잖아."
"걱정 마. 혼날 일 없을 테니까."
준영이는 엄마 얼굴을 슬쩍 쳐다보았습니다. 엄마는 아까 웃던 때와는 달리 무덤덤한 표정이었습니다. 아빠는 늘 엄마 말을 잘 들으면 자다가도 떡을 얻어먹는 일이 생긴다고 했습니다. 하지만 엄마 말을 믿고 따라 나선 것이 잘한 일인지 아닌지 잠깐 헷갈렸습니다.
준영이는 애써 엄마의 말을 믿기로 했습니다. 그러나 마음 한편에 불안감이 이는 건 어쩔 수 없었습니다.

'만약에 조금이라도 이상한 낌새가 보이면
도망쳐야지. 아빠가 천연 기념물 고춘 게 확실하면
내 고추도 다 자랄 때까지 기다리면 돼.
미리 수술을 할 필요가 없어. 그리고
천연 기념물이 아니어도 수술 안 해도
된다잖아, 잘만 씻으면.'

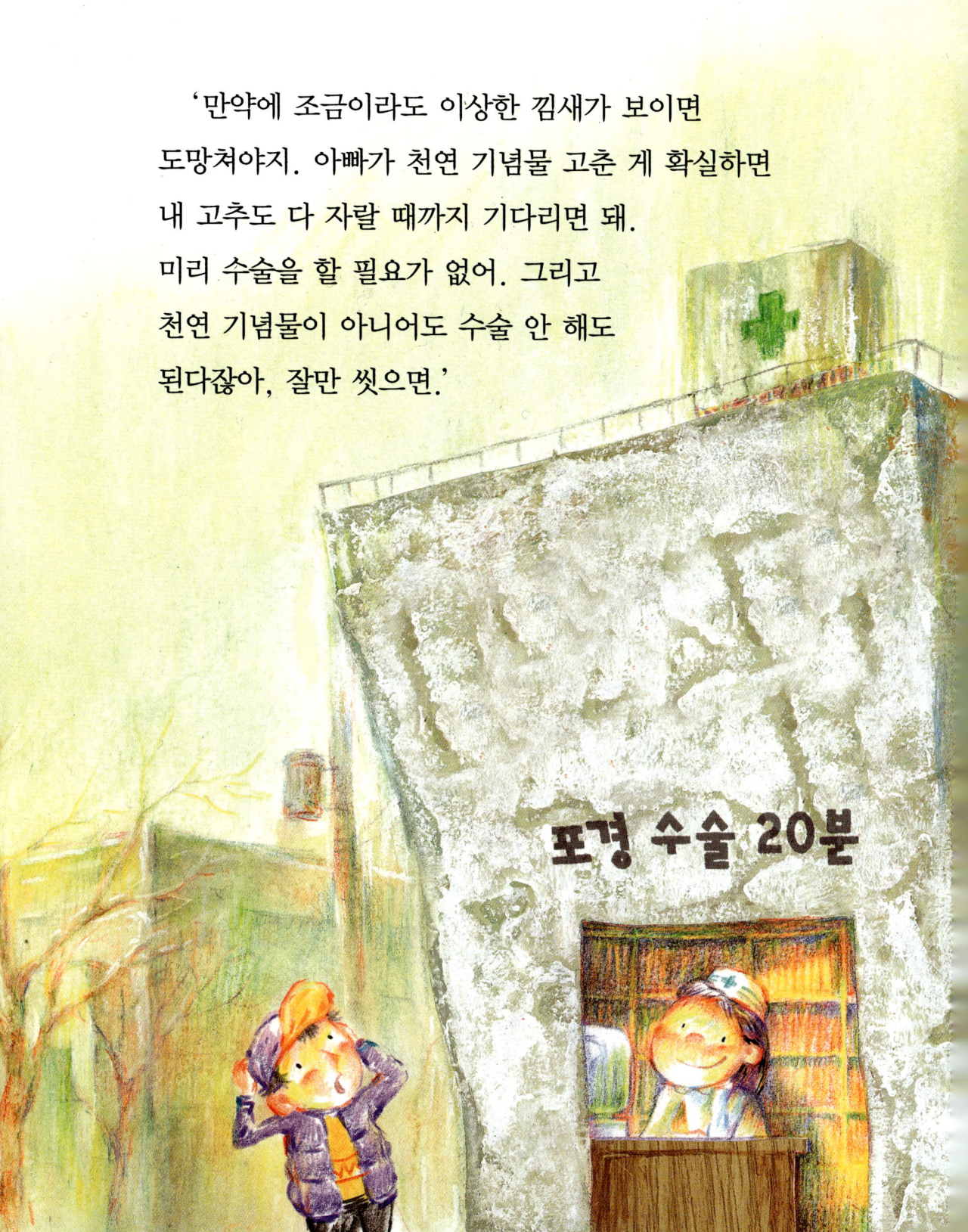

병원 출입문과 접수 창구 유리 위에 크게 '포경 수술 20분'이라고 파란 글씨가 씌어 있었습니다.

'전에도 저 글씨가 씌어 있었나?'

예전에 병원에 왔을 때 본 것 같기도 하고 못 본 것 같기도 했습니다. 준영이가 문을 밀고 들어가자 먼저 와 있던 아이들 눈길이 한꺼번에 준영이에게 쏠렸습니다.

'와! 많다. 얘들이 다 고추 수술 받으려고 기다리는 거야!'

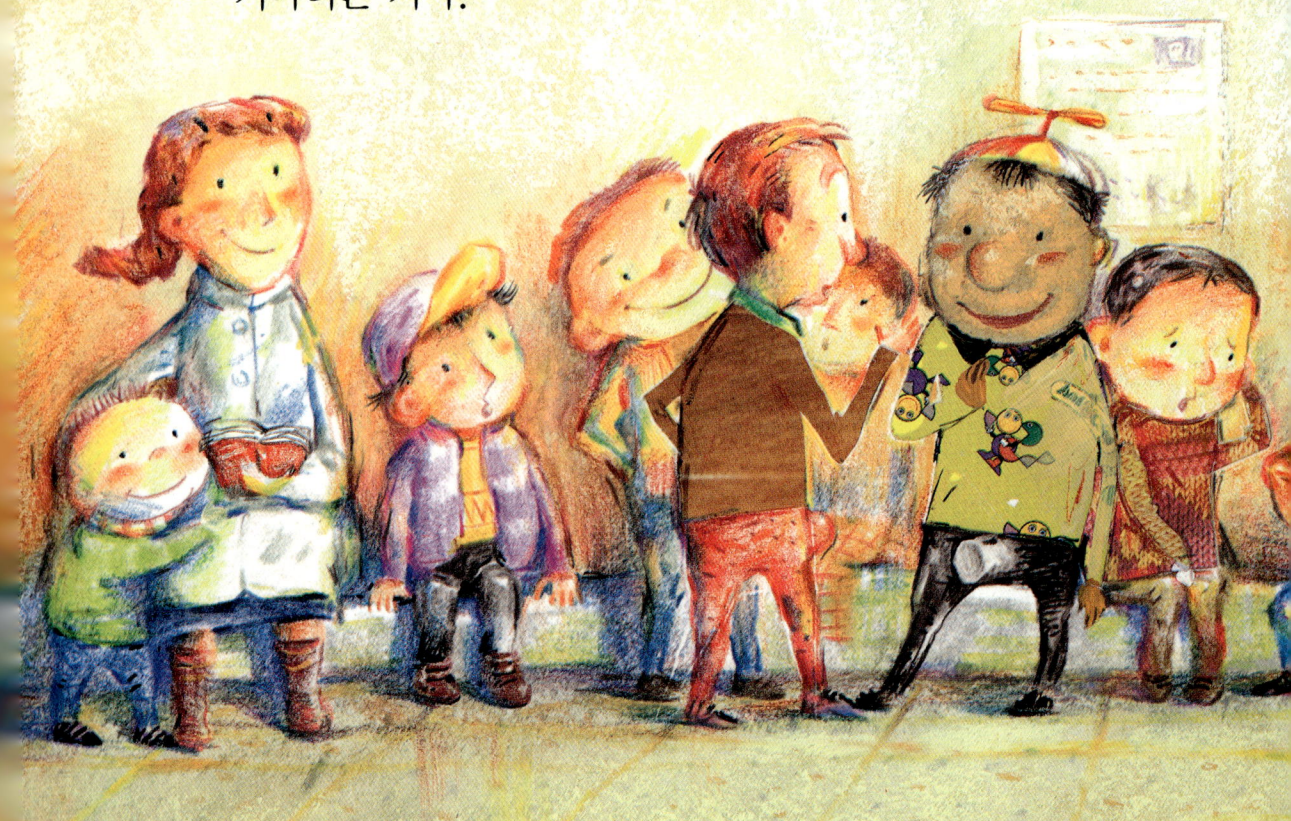

그 순간 준영이는 엊저녁 꿈이 떠올라 몸이 오싹했습니다.
　엄마는 접수 창구에 가더니 간호사 누나와 이야기를 길게 나누었습니다. 준영이는 엄마와 간호사 누나가 무슨 얘기를 나누는지 궁금했지만 꾹 참았습니다. 엄마가 준우를 데리고 자리에 꼼짝 말고 앉아 있으라고 해서였습니다.
　한참 만에 접수를 마치고 돌아온 엄마는 애써 씽긋 웃었습니다.

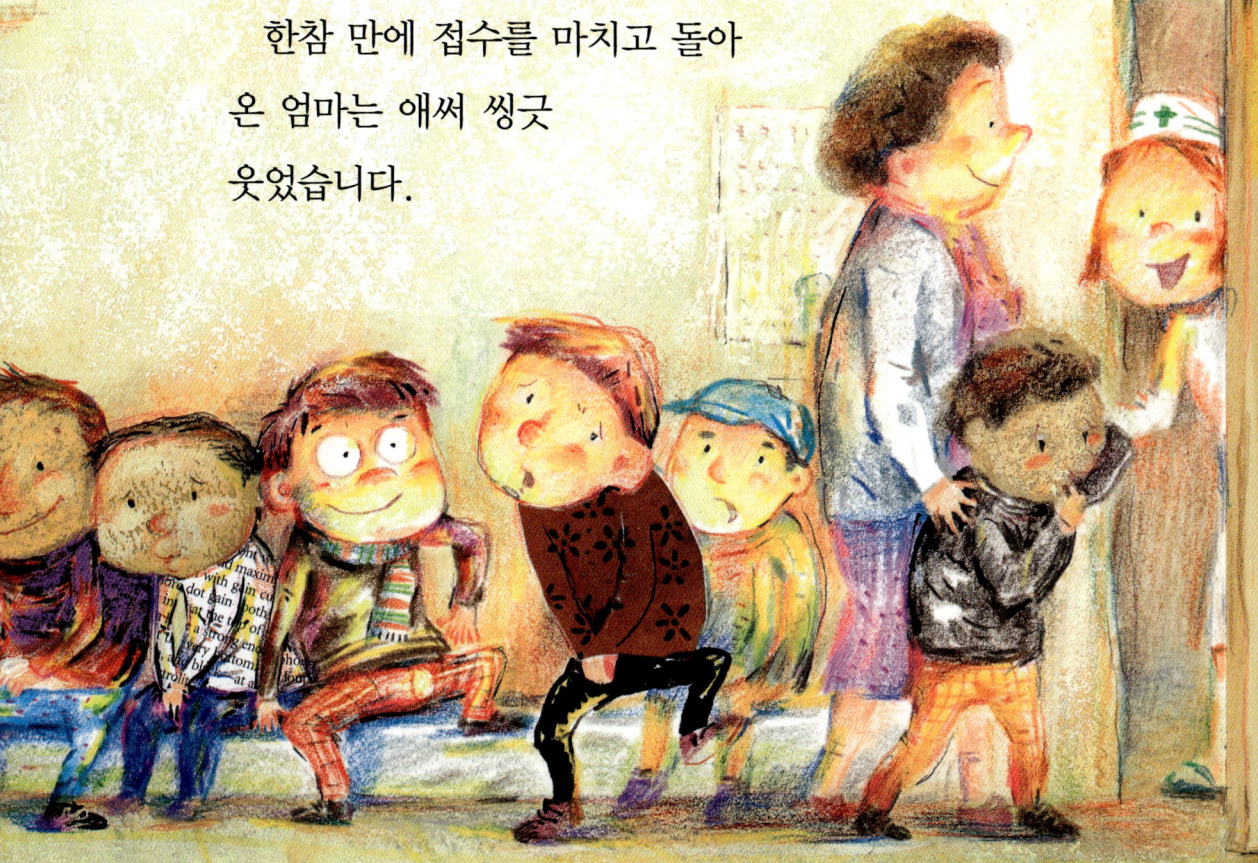

"왜 웃어요?"

"왜 웃긴. 어른 되고 싶은 애들이 많은 걸 보니 웃음이 나온다."

"난, 어른 안 되어도 좋으니까 절대로 몸에 칼 안 댈 거야."

엄마가 멈칫하는 것 같았습니다. 준영이는 아무래도 엄마의 계획에 말려든 게 아닌가 하는 생각이 들었습니다.

아이들이 하나 둘씩 수술실로 들어갔습니다. 아이들은 마구 떠들고 재잘대다가도 자기 이름을 부르면 금세 굳어졌습니다. 수술을 끝내고 나온 아이들은 차례를 기다리고 있는 아이들 앞에서 자랑스러워했습니다. 아이들은 누가 시키지도 않았는데 저마다 수술 과정을 자세히도 늘어놓았습니다.

"처음엔 무지 아플 줄 알았거든. 그런데 주사 한 방 맞고 나니까 하나도 안 아프던데."

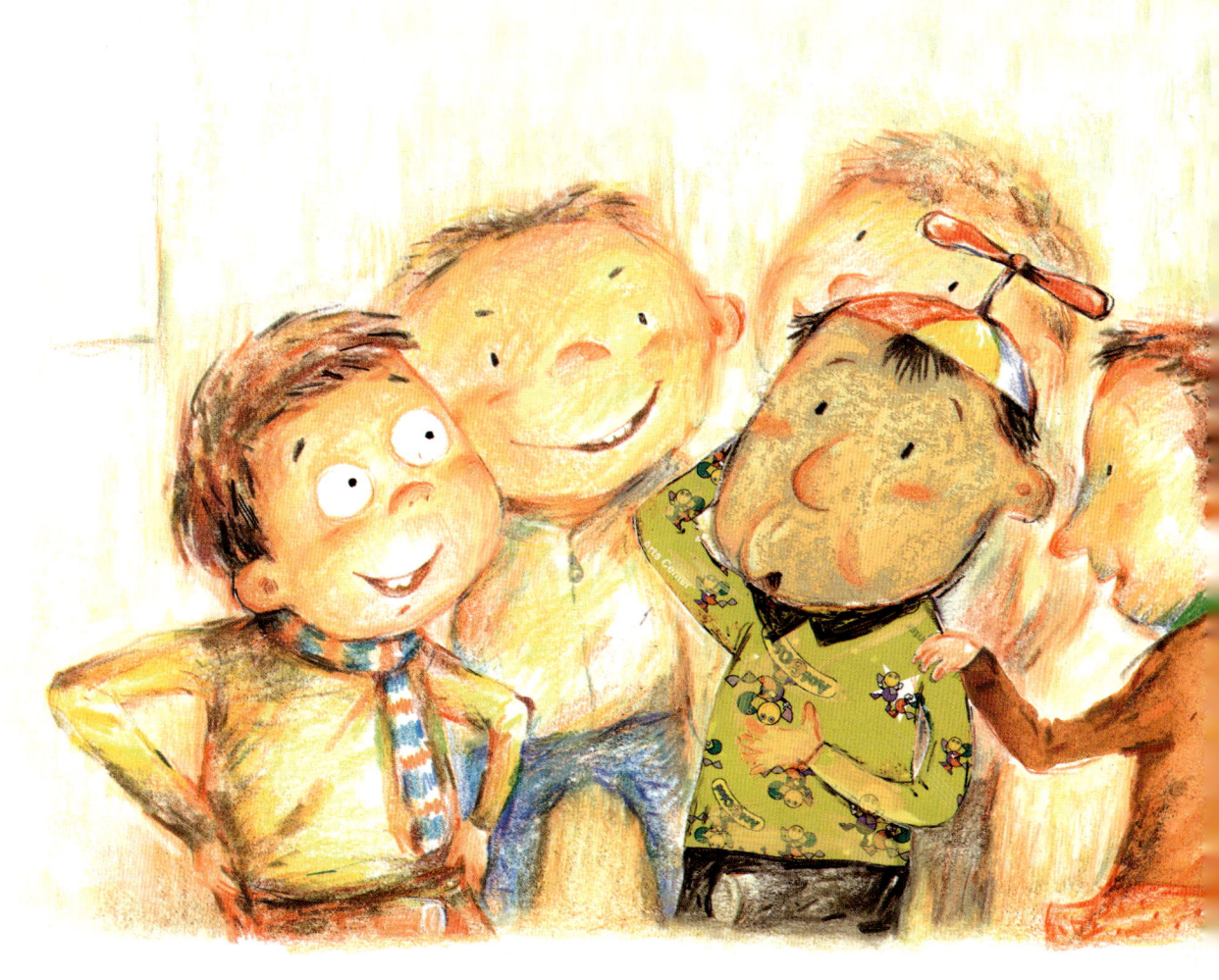

"한 방이 아니야, 네 방이었어."
"한 방이든 네 방이든 그거야 뭐……."
"그런데 뭔가 쓱쓱 하는 소리가 나는 건 좀 소름끼치더라. 아마 수술칼 소리였을 거야."

"난, 노래 부르느라 그런 소리 못 들었는데."
"넌 노래 불렀어?"
"응, 간호사 누나가 노래 부르면 안 아프다고 해서."
"왜 나한테는 안 시켰지? 나도 노래 잘 하는데."
"잘생긴 사람한테만 시켰겠지."
"어디가? 히히, 고추가?"

그 소리에 아이들이 까르르 웃었습니다. 준영이는 아이들이 웃는 소리조차도 자기의 몸 한쪽이 칼로 베이는 듯한 소리로 들렸습니다. 온몸이 오싹오싹했습니다.

한 아이는 다른 아이들과는 달리 아무 말 없이 구석에 앉아 처방전을 기다리고 있었습니다. 그런데 갑자기 그 아이가 얼굴을 찌푸리기 시작했습니다. 준영이는 그 아이를 물끄러미 바라보았습니다.

'엉? 왜 울려고 하지?'
"얘, 아프기 시작하니?"

그 아이의 엄마인 모양이었습니다. 그 아이는 대답 대신 고개를 끄덕였습니다.

"마취가 깨는가 보다. 애야. 조금만 참아라. 처방전 나오면 약국에 가서 진통제 사서 먹으면 괜찮을 거야."

드디어 그 아이는 사타구니를 두 손으로 감싸고 신음 소리를 냈습니다. 그러자 다른 아이들도 기다렸다는 듯이 하나 둘씩 사타구니를 두 손으로 감싸 쥐기 시작했습니다. 그 때부터 수술실에서 나오는 아이는 자랑을 하지 않았습니다. 먼저 수술 받은 선배들을 보니 찧고 까불 만한 일이 아니라는 걸 금방 눈치챈 것입니다.

수술을 마친 아이들은 차례대로 접수 창구에 가서 처방전을 탔습니다. 처방전을 내 주는 간호사 누나는 마치 고소하다는 듯한 웃음을 지으며 주의 사항을 일렀습니다. 아이들은 모두 아픈 사타구니를 감싸

쥐고 얌전하게 서 있었습니다.

"오줌 눌 때 조심해야 돼요. 수술 자리 꿰맨 실이 끊어지면 상처가 터져요. 그리고 오줌은 차기 전에 미리미리 눠야 돼요. 오줌이 꽉 차면 고추가 터질 수도 있어요. 음, 또 고추에 씌워 놓은 종이컵 말인데요, 벗겨지지 않도록 조심조심 걸어다녀요. 뛰어다니지 말고요, 알았죠?"

아이들은 간호사 누나의 '알았죠?' 라는 마지막 말에 모두들 고개를 끄덕였습니다.

준영이는 마음이 다급해지기 시작했습니다. 그런 준영이의 마음을 눈치챘는지 엄마가 부드럽게 말했습니다.

"준영아, 넌 수술 안 하게 될 가능성이 더 높지만, 혹시 수술하게 되더라도 겁먹지 말고 의사 선생님

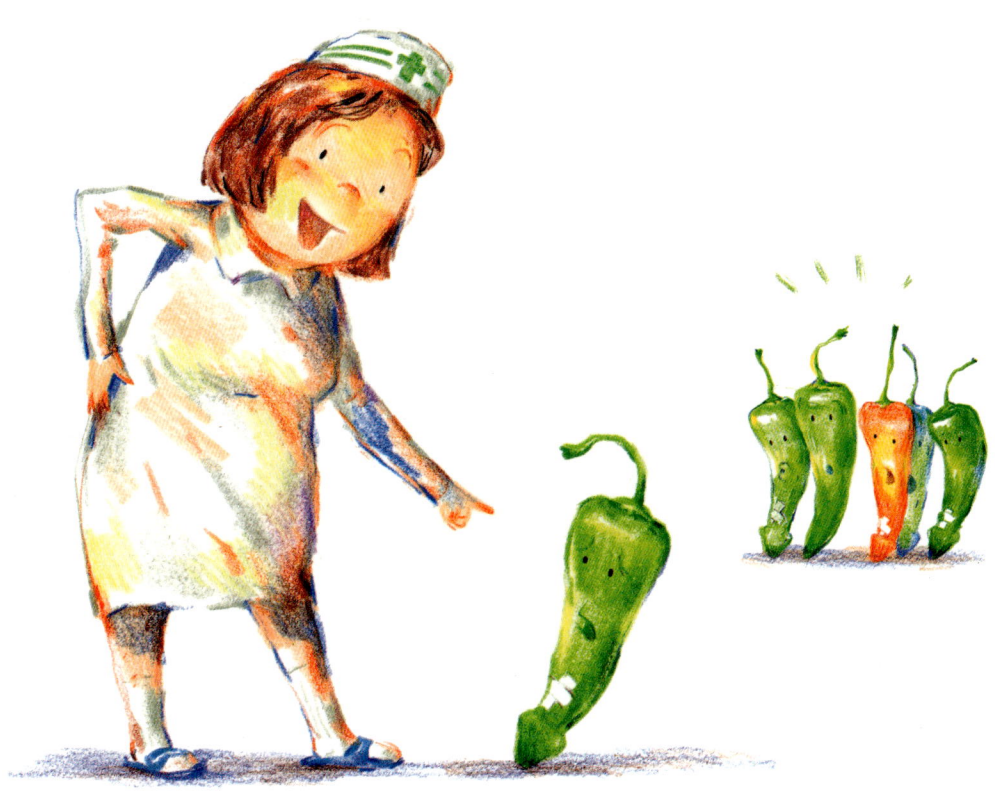

하라는 대로 따라서 하기만 하면 돼."

준영이는 뾰로통해서 입을 삐쭉 내밀고 말했습니다.

"누가 겁난다고 했어요?"

처방전을 기다리는 아이들 가운데에는 아예 끙끙 앓는 소리를 내는 녀석까지 있었습니다. 준영이는 이대로 있다간 꼼짝없이 수술하게 될 것 같은 느낌이 들었습니다.

이제 수술 안 한 아이들이 몇 명 남지 않았습니다. 준영이는 자기 차례가 가까워지자 자리에서 벌떡 일어났습니다.

엄마가 두 눈 사이를 찡그리며 짧게 물었습니다.

"왜?"

'왜'라는 그 짧은 한 마디에 모든 말이 다 담겨 있었습니다.

"오줌 마려워서요. 미리 누고 와야겠어요."

준영이는 애써 침착하게 말했습니다.

"빨리 누고 와야 돼. 네 차례 다 된 것 같다."

엄마는 준영이가 못 미더운지 준영이를 뚫어져라 바라보았습니다. 준영이는 엄마의 눈길을 피하며 화장실을 찾아 자리를 떴습니다.

병원 탈출

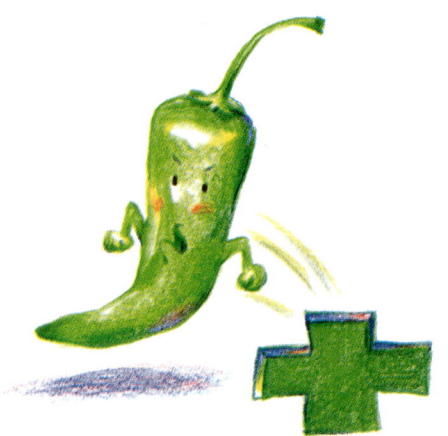

준영이는 화장실에 들어가 바지춤을 내리고 고추를 꺼냈습니다. 그러나 오줌은 시원스레 나오지 않았습니다. 준영이는 소변기 앞에 서서 오랫동안 고추를 내려다보았습니다. 아무리 생각해 보아도 수술칼을 대기는 겁이 났습니다.

"엄만 나빠……."

준영이는 혼자 투덜대며 조심스럽게 바지 안으로 고추를 집어넣었습니다.

'도망가 버려야지.'

이대로 있다간 영락없이 수술하게 될 것 같았습니다.

'나중에 엄마한테 얼마나 혼나야 되지?'

이러지도 못하고 저러지도 못하는 사이에 시간은 자꾸만 흘렀습니다.

'에잇, 나중 일은 나도 모르겠다.'

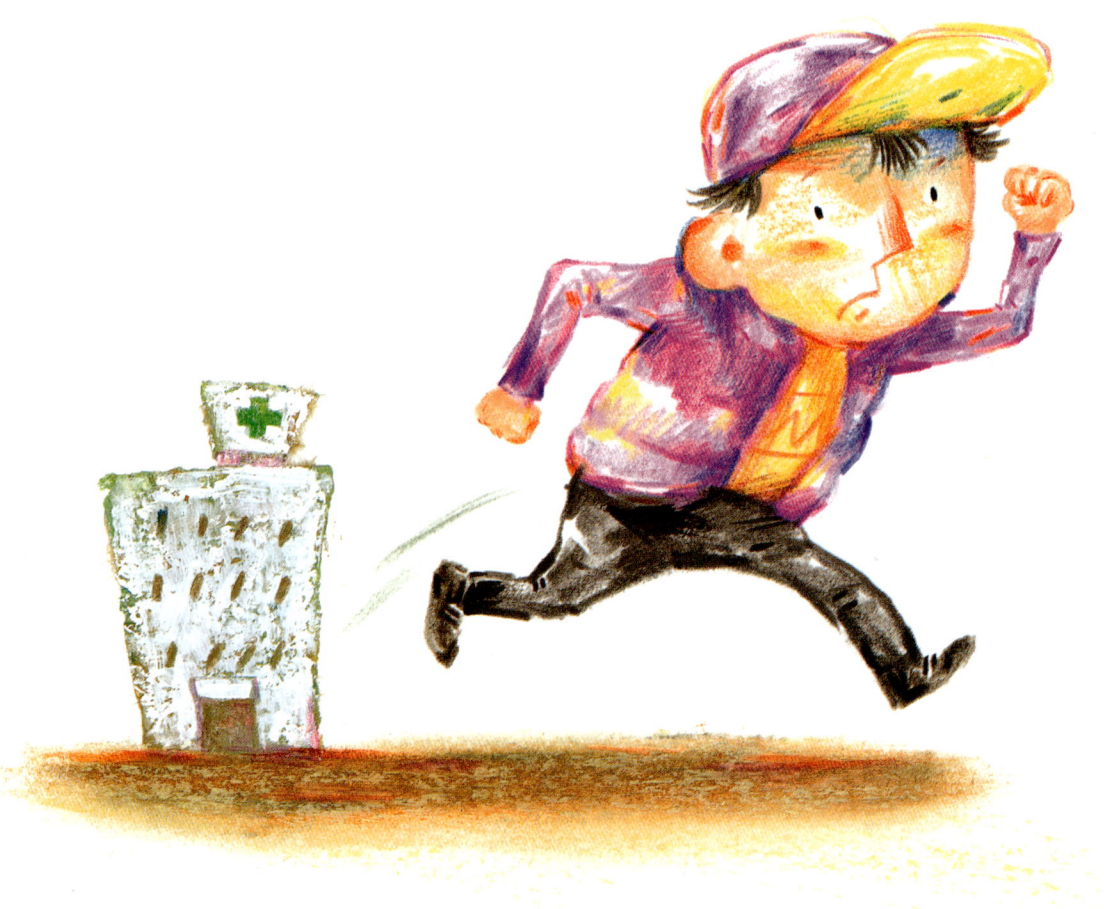

준영이는 무작정 병원 밖으로 나가기로 했습니다. 다행히 화장실은 접수 창구 쪽에서 멀리 떨어져 있어, 엄마 눈을 피해 병원을 벗어날 수 있었습니다.

준영이는 병원을 빠져 나온 뒤 어디로 갈까 한참 동안 망설였습니다. 주머니에 돈이 있다면 일단 시골 할아버지 댁에 가 있으면 가장 좋을 것 같았습니다. 그러나 돈을 가진 게 하나도 없어 할아버지 댁으로는 갈 수가 없었습니다.

'집에 들어가서 장롱 속 같은 데 숨어 있을까?'

그런데 그것도 불가능한 일이었습니다. 가족들이 모두 나오느라 문을 잠그고 나왔기 때문입니다. 준영이에게는 집 열쇠가 없었습니다.

'어디로 가지?'

아빠한테 전화를 해 볼까 하는 생각이 들었습니다. 그러나 아빠가 이런 상황을 알면 야단부터 칠 것 같았습니다. 아빠는 보통 땐 화를 잘 안 내지만 한번

화가 나면 엄마보다 훨씬 더 무섭습니다.
'에잇, 유치원생도 아니고 3학년이나 됐는데, 이 정도밖에 안 되는 거야?'
준영이는 새삼스레 자기가 초라하고 보잘것없는 아이로 느껴졌습니다.
'그냥 가만히 있다가 수술을 받든 말든 할 걸 그랬나? 철이 같은 애도 받았는데……'
그러나 그건 안 될 일이었습니다.
아무리 생각해도 잠깐 어디 가 있을 데가 떠오르지 않았습니다. 철이네 집에라도 가 볼까 생각해 보았지만, 엄마는 가장 먼저 철이네 집으로 연락을 할 것이 뻔했습니다. 그렇게 되면 철이한테 자기의 처지가 그만 들통나서 놀림감만 될 것 같았습니다.
주머니에 돈이 조금이라도 있으면 오락실이든 게임방이든 어디로든 갈 텐데……. 그런 데에 갈 돈도 없으니 갈 곳이라고는 돈이 들지 않는

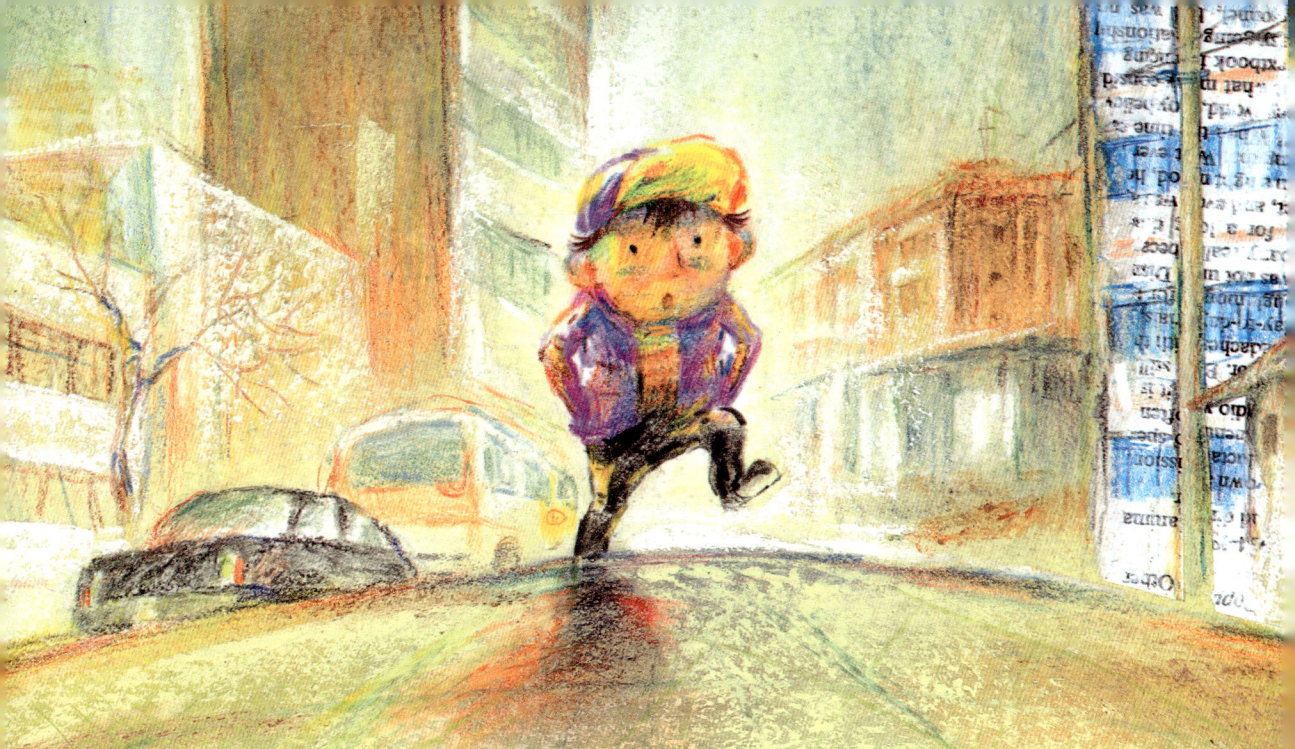

놀이터뿐이었습니다. 그러나 한겨울인 지금,
놀이터에도 오래 있을 수 없을 것입니다. 게다가
엄마는 금세 놀이터로 찾아올 테고요.
 그 사이 준영이는 동네를 한 바퀴 빙 돌았습니다.
초등 학교 뒷길로 해서 걷다 보니 중학교까지
걸어갔습니다. 그러나 거기에서는 더 갈 곳이
마땅하지 않았습니다.
 그러자 울음이 나오려고 했습니다. 차라리 엄마한테
쉽게 들킬 곳에 가서 서 있을까 하는 생각이

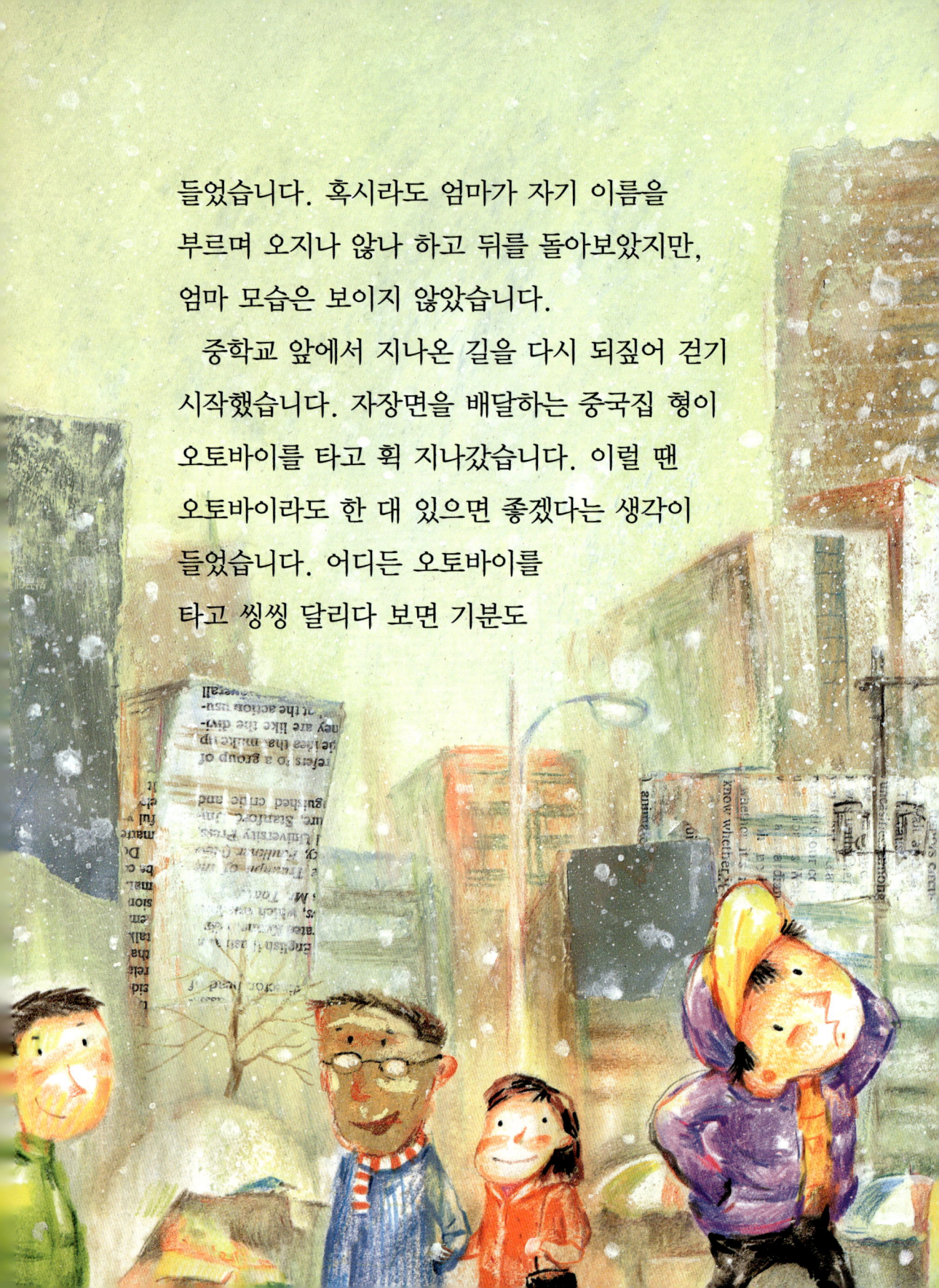

들었습니다. 혹시라도 엄마가 자기 이름을 부르며 오지나 않나 하고 뒤를 돌아보았지만, 엄마 모습은 보이지 않았습니다.

 중학교 앞에서 지나온 길을 다시 되짚어 걷기 시작했습니다. 자장면을 배달하는 중국집 형이 오토바이를 타고 휙 지나갔습니다. 이럴 땐 오토바이라도 한 대 있으면 좋겠다는 생각이 들었습니다. 어디든 오토바이를 타고 씽씽 달리다 보면 기분도

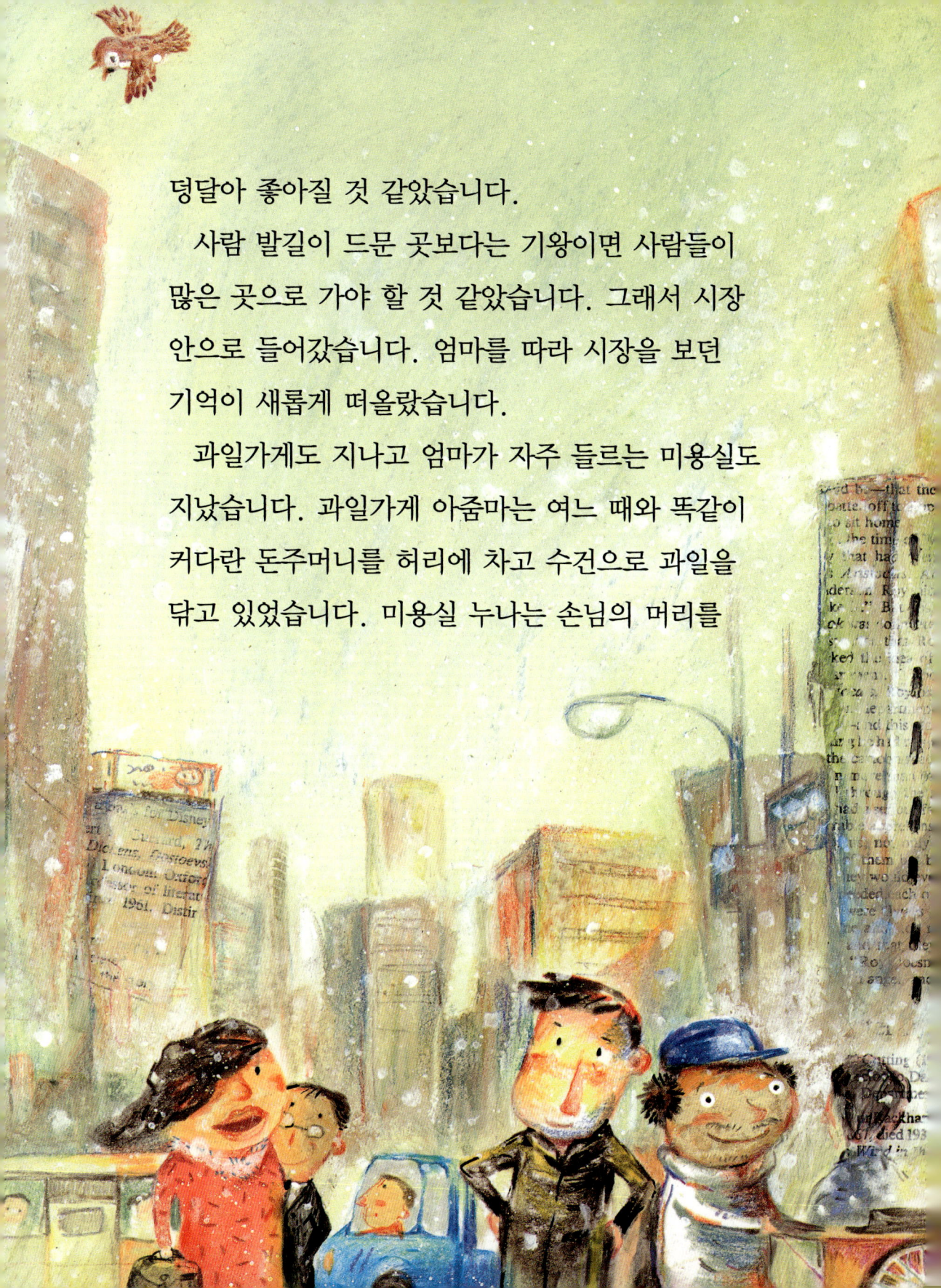

덩달아 좋아질 것 같았습니다.

　사람 발길이 드문 곳보다는 기왕이면 사람들이 많은 곳으로 가야 할 것 같았습니다. 그래서 시장 안으로 들어갔습니다. 엄마를 따라 시장을 보던 기억이 새롭게 떠올랐습니다.

　과일가게도 지나고 엄마가 자주 들르는 미용실도 지났습니다. 과일가게 아줌마는 여느 때와 똑같이 커다란 돈주머니를 허리에 차고 수건으로 과일을 닦고 있었습니다. 미용실 누나는 손님의 머리를

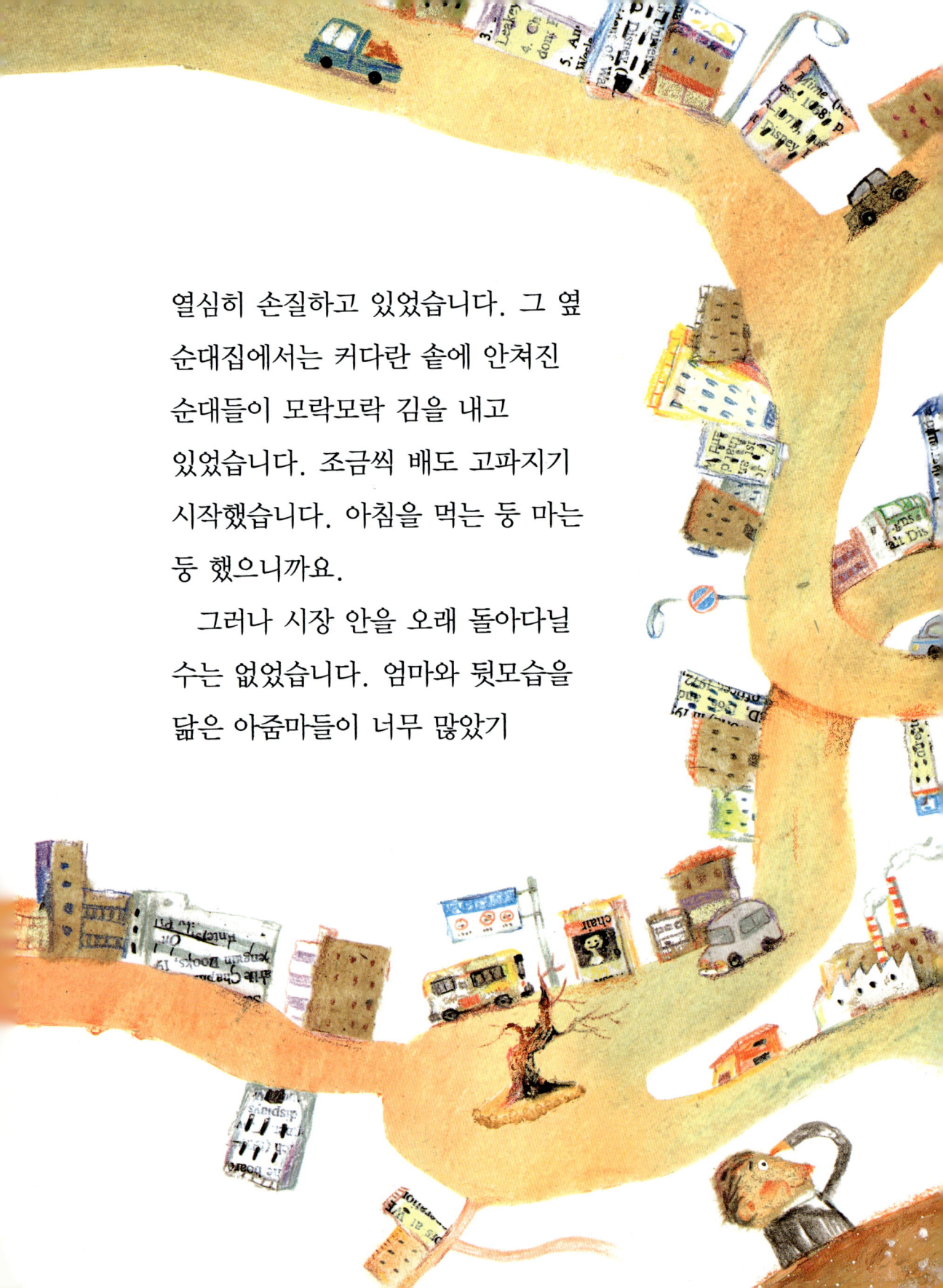

열심히 손질하고 있었습니다. 그 옆 순대집에서는 커다란 솥에 안쳐진 순대들이 모락모락 김을 내고 있었습니다. 조금씩 배도 고파지기 시작했습니다. 아침을 먹는 둥 마는 둥 했으니까요.

 그러나 시장 안을 오래 돌아다닐 수는 없었습니다. 엄마와 뒷모습을 닮은 아줌마들이 너무 많았기

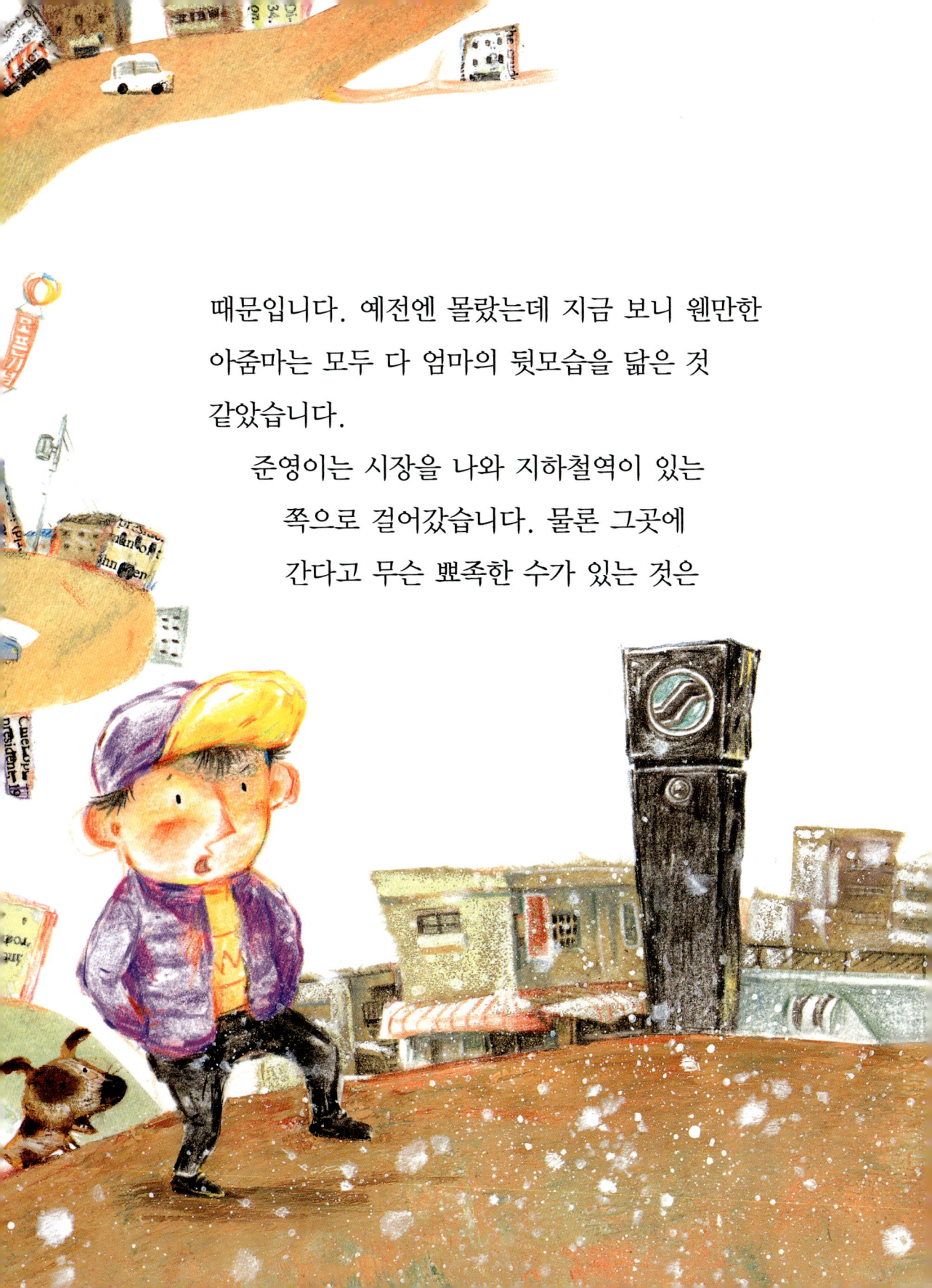

때문입니다. 예전엔 몰랐는데 지금 보니 웬만한 아줌마는 모두 다 엄마의 뒷모습을 닮은 것 같았습니다.

준영이는 시장을 나와 지하철역이 있는 쪽으로 걸어갔습니다. 물론 그곳에 간다고 무슨 뾰족한 수가 있는 것은 아니었습니다. 그러나 바깥보다는 거기가 더 따뜻할 것 같았습니다. 언젠가 텔레비전에서도 집이 없는 아저씨들이 주로 지하철역 같은 곳에서 추위를 피하는 걸 본 기억이 떠오르기도 했습니다.
  지하철역은 걸어가기는 꽤 먼 거리였습니다. 버스를 타고 다닐 때도 열 정거장 정도를 가야 나오는 곳이었으니까요.

내 고추는 천연 기념물

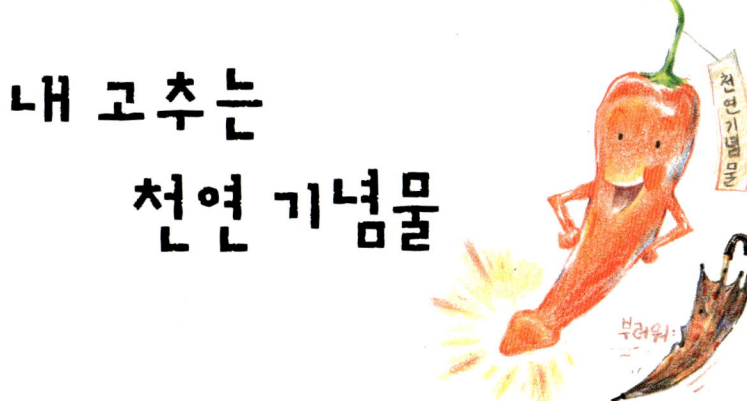

준영이는 지하철역 구석에 있는 의자 하나를 차지하고 앉았습니다. 다리도 꽤 아팠습니다.
준영이는 의자에 앉아 지하철이 와서 멈출 때마다 개찰구를 나오는 사람들을 물끄러미 바라보았습니다.

어쩌다 자기 또래 아이가 나오면 자기도 모르게 그 아이의 사타구니 쪽을 보았습니다.

'저 애도 고추 수술을 했을까……'

준영이는 이런저런 생각을 하다가 깜빡

졸았습니다.
 "얘, 얘야, 일어나!"
 "네? 저요?"
 준영이는 누군가 팔을 흔들자 깜짝 놀라 일어났습니다. 허리에 검정 방망이를 찬 경찰 아저씨였습니다. 준영이는 가슴이 마구 뛰었습니다. 아무래도 경찰 아저씨한테 혼날 것 같아서였습니다.
 "너, 왜 여기서 자고 있니?"
 경찰 아저씨는 뜻밖에도 부드럽게 물었습니다. 준영이는 가슴을 쓸어내렸습니다.

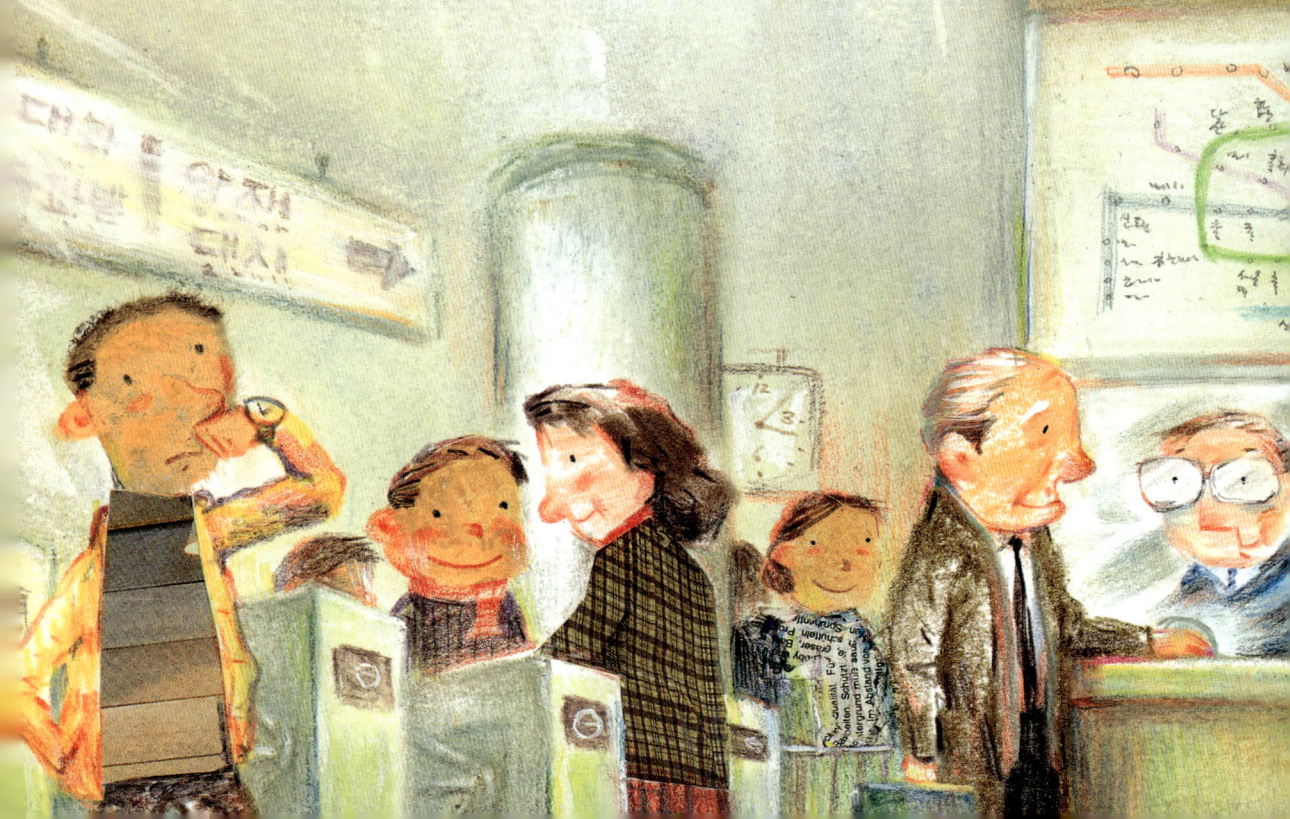

그러나 적당히 둘러댈 말이 떠오르지 않았습니다.
"집이 없는 건 아니지?"
그 말에 눈물이 핑 돌았습니다.
"길을 잃어버렸니?"
준영이는 자기도 모르게 고개를 끄덕였습니다.
"가자!"

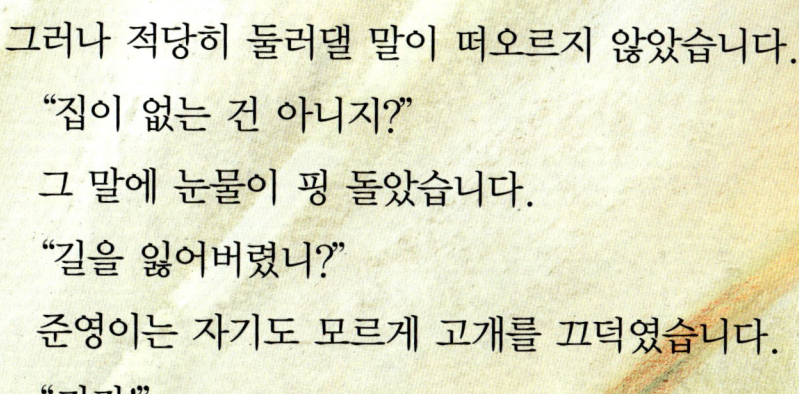

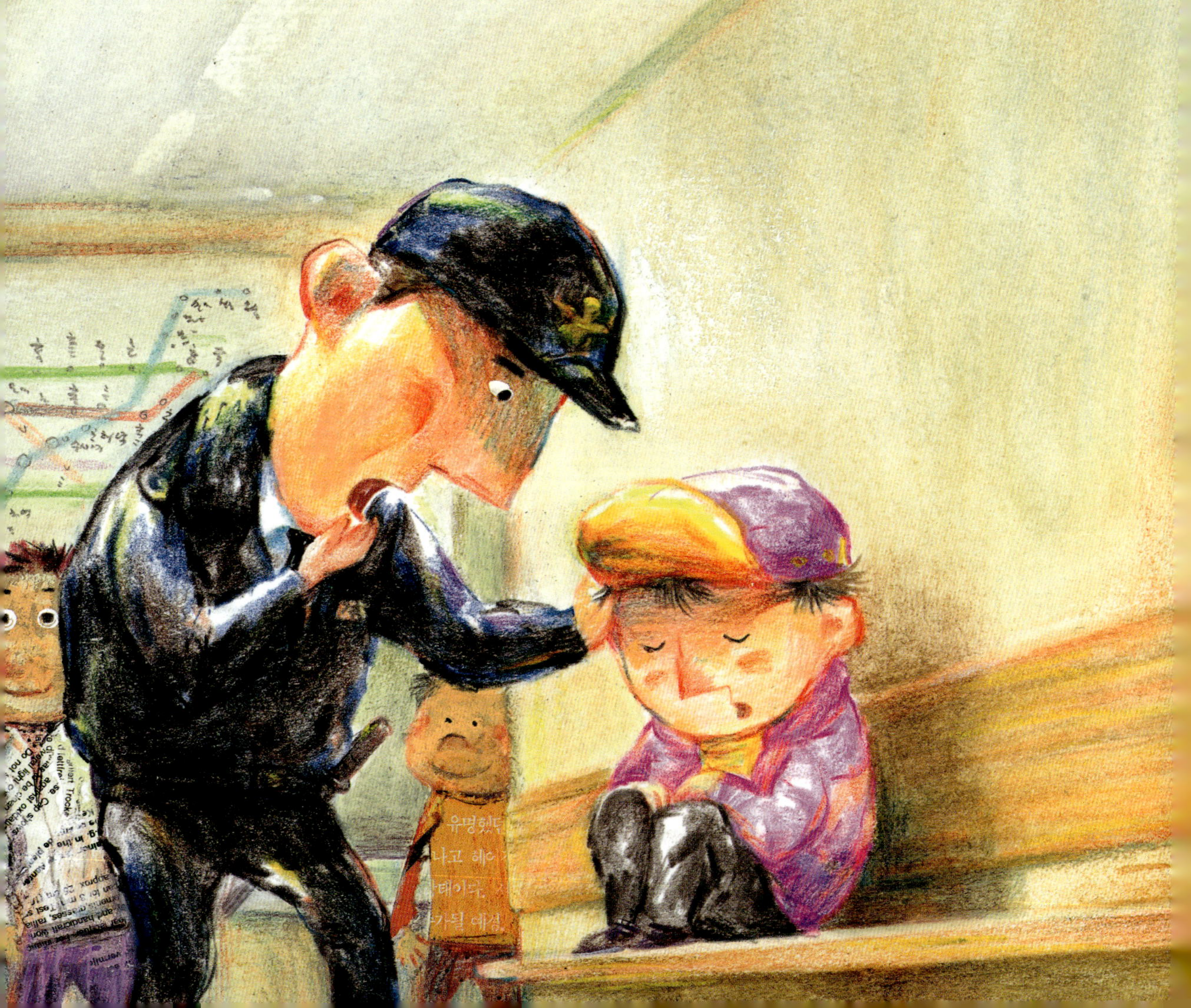

경찰 아저씨는 준영이의 손을 잡아 일으켜 세웠습니다. 준영이는 아저씨가 이끄는 대로 자리에서 일어났습니다. 잠시 몸이 휘청했습니다. 뱃속이 꼬르륵거릴 정도로 아무것도 먹지 못했기 때문인지 현기증이 잠깐 일었습니다.

경찰 아저씨가 데려간 곳은 파출소였습니다. 늘 지나다니면서 본 곳이었습니다.

파출소 안에는 나이 든 경찰 아저씨 한 분이 서류를 보고 있다가 준영이를 보며 물었습니다.

"길 잃은 앤가?"

"그런 것 같습니다. 지하철역에서 졸고 있었습니다."

준영이를 데려 간 아저씨가 나이 든 아저씨한테 깍듯이 대답한 뒤, 준영이에게 말했습니다.

"너, 언제 집 나왔니?"

"……."

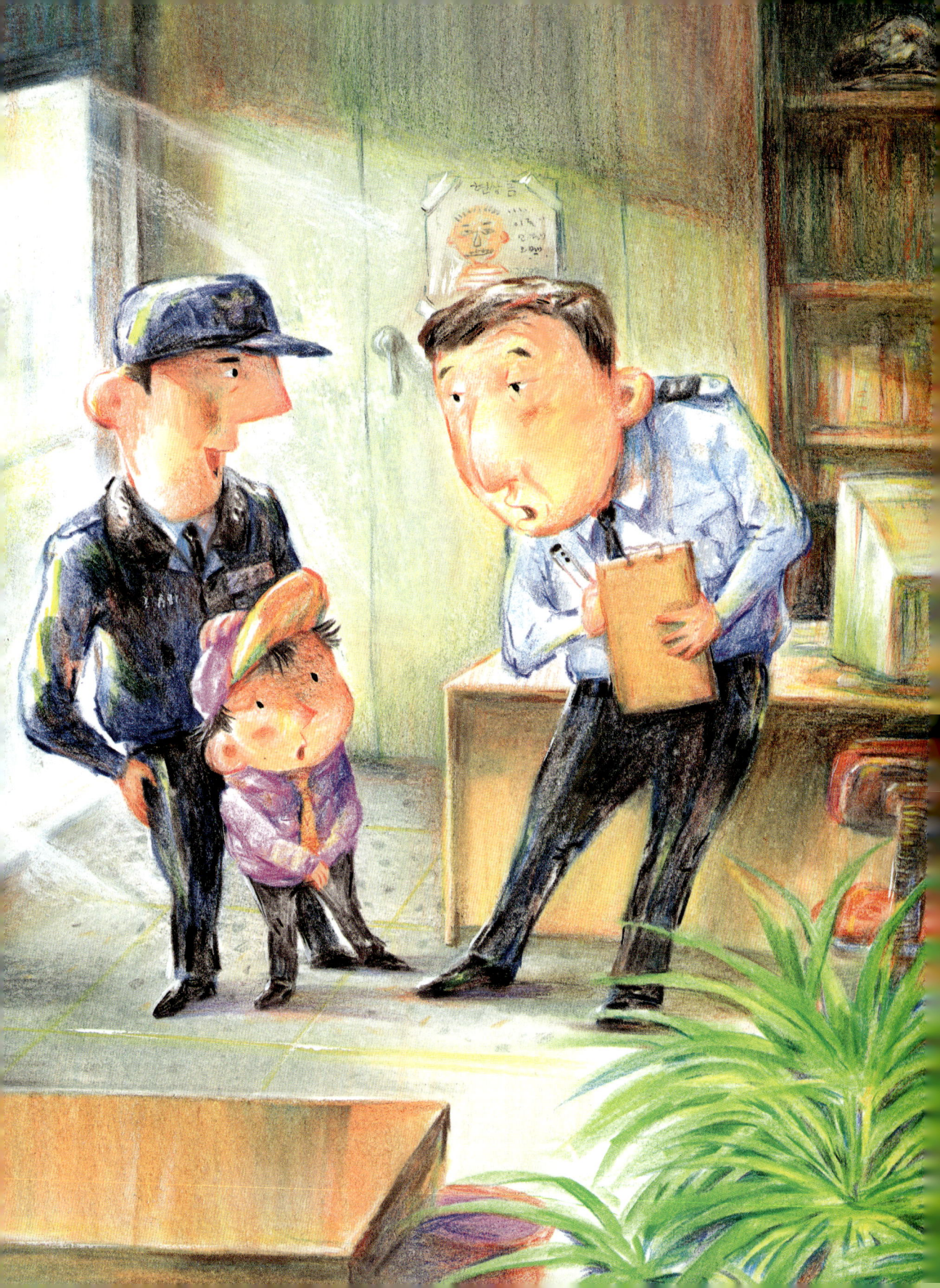

준영이는 아무 대답도 하지 않았습니다.

"집 전화번호 알지?"

"……."

준영이는 집 전화번호를 말할까 말까 망설이다 가르쳐 주고 말았습니다.

"어쩌다 길을 잃었어?"

준영이는 할말이 없었습니다. 차마 고추 수술 받기 싫어서 병원에서 도망쳤다고 말할 수는 없었습니다.

아저씨는 준영이한테 빵과 우유를 가져다 준 뒤 어딘가로 전화를 걸었습니다. 준영이는 미처 고맙다는 인사를 할 틈도 없이 빵과 우유를 먹었습니다. 다 먹고 나서 집에 가야겠다고 인사를 할까 말까 망설이는데 아저씨가 말했습니다.

"조금만 기다려라. 집에서 데리러 올 거다."

"우리 집, 가까운데요……."

"가깝긴 해도 부모님이 이리 오시기로 했으니까,

조금만 더 기다리고 있어."

준영이가 빵과 우유를 먹고 있을 때, 아저씨가 전화한 곳이 집이었던 모양입니다.

오래지 않아 엄마와 아빠가 허겁지겁 파출소 안으로 뛰어들어왔습니다.

"준영이, 이 녀석!"

아빠는 그 말만 한 채 준영이를 껴안았습니다. 엄마는 아무 말도 못한 채 눈물을 주르륵 흘렸습니다.

준영이도 엄마를 보자 눈물이 마구 쏟아졌습니다.

"엄마, 잘못했어요."

"이 녀석! 잘못한 줄은 아는구나."

아빠는 말은 그렇게 했지만 화를 내는 목소리는 아니었습니다. 아빠는 파출소 아저씨한테 고추 이야기를 했습니다. 갑자기 나이 든 경찰 아저씨가 큰 소리로 웃었습니다.

"허허! 천연 기념물 고추를 몰라봤군요!"
"네, 그런 셈이지요. 제가 미리 챙겨야 했는데……."
"그거, 수술 굳이 할 필요 없대요. 요즘엔 목욕도 자주 하니까, 고추에 때 낄 일도 없잖아요? 꼭 해야 하는 경우도 나중에 어른 되어서 해도 늦지 않대요. 우리 때 누가 그런 수술하고 어른 되었나요? 때 되면 다 저절로 어른이 되는 거지. 그런데 요즘엔

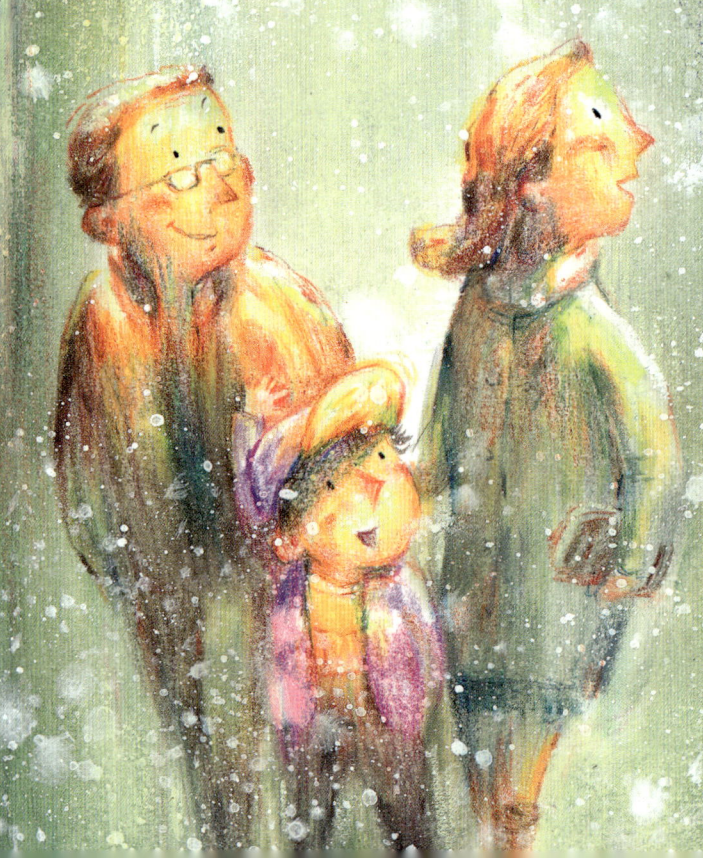

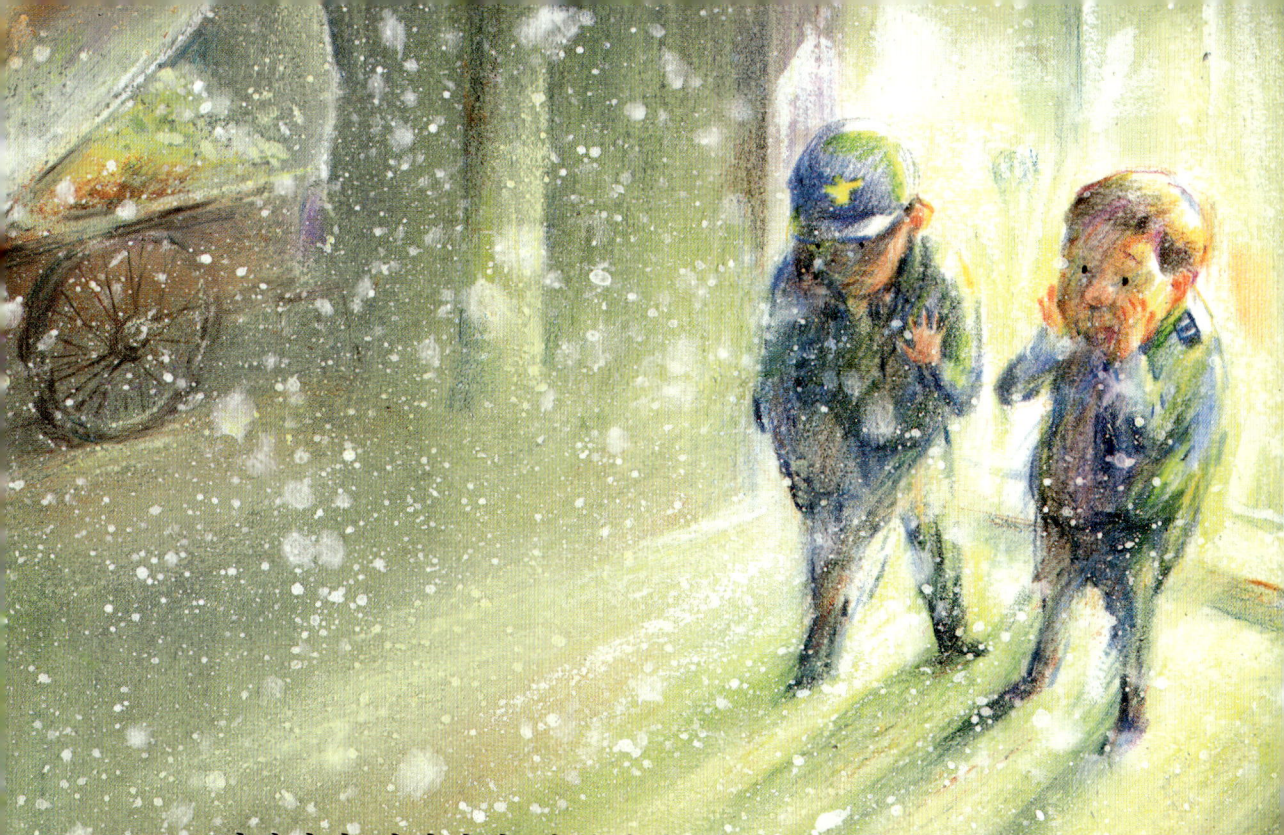

낳자마자 갓난아기 때 수술을 많이 한다면서요?"
"그러나 봐요."
아빠는 고개를 끄덕였습니다.
"허허, 얼마 전에 신문 보니까, 갓난아기 고추 수술하는 것 반대하는 운동을 한 의사가 인권 상을 탔더군요. 그 동안 우리 나라가 고추 수술을 세계에서 가장 많이 했답니다. 함부로 고추 수술하는 거, 그거 아이들 인권을 무시하는 일이래요."

"아, 그렇군요. 경찰 아저씨는 모르는 게 없으시군요."

아빠가 경찰 아저씨 말에 장단을 맞추었습니다. 엄마는 아예 입을 꽉 다문 채 준영이 손을 꼭 잡고 있었습니다.

"함부로 고추 수술하는 것 좋아하지 마세요! 자칫하면 고추 떨어지고, 인권 문제까지 생긴다니까요!"

준영이는 경찰 아저씨 말에 속으로 맞장구를 쳤습니다.

파출소를 나설 때 아저씨는 더 큰 목소리로 '고추, 고추' 해댔습니다.

집에 돌아오자마자 할아버지한테서 전화가 왔습니다.

"응, 준영이 찾았다고? 고추 안 떨어졌다고? 암 그럼, 그럼. 준영이 애비도 저절로 잘 익은 고추

되었으니까, 걱정들 마! 잘 안 들려. 뭐 고추 농사? 내년에 많이 짓지 뭐."

귀가 잘 안 들리는 할아버지는 자꾸 고추 농사 걱정만 했습니다.

아빠는 엄마한테 웃으며 말했습니다.

"그래, 내가 뭐랬소. 내가 천연 기념물 고추니까 더 기다려 보자고 안 했소? 그리고 천연 기념물 아니어도 늘 씻으면 별 탈 없다는데……."

엄마가 아빠를 곱게 흘겨 보았습니다.

"별 탈이 있을지 없을지 그거야……. 사실은, 천연 기념물은 보통 하난데 여럿이라니까 믿을 수가 없어서 그랬잖아요."

"우리 집 고추나무는 모두 몰아서 다 천연 기념물이라니까 그러네!"

"알았어요, 알았어. 그럼 나는 천연 기념물 고추밭 관리인이에요, 관리인. 됐어요?"

"암, 됐고 말고요. 이 여사님. 이 여사님 말씀은 언제나 이 집에선 법입니다. 법!"

준우는 가족들이 무슨 말을 하는지 알 수 없어 멀뚱멀뚱 바라보기만 했습니다.

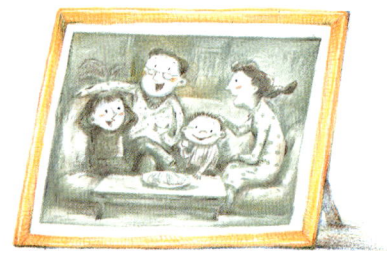

이 책을 읽는 친구들에게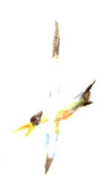

몇 해 전, 우리 집에 아기가 태어났어요.
아기가 태어난 지 이틀쯤 지났을 때 의사 선생님이 말했어요.
"고추 수술을 해야 합니다."
"고추 수술이라뇨? 이 갓난아이 고추를요?"
나는 깜짝 놀라 의사 선생님을 바라보았어요. 그러나 의사
선생님은 아무 표정 없이 덤덤하게 말했어요.
"지금 해야 아기가 아픈 줄 모르고, 고추도 잘 자랍니다."
그러나 난 고개를 저었어요. 설령 의사 선생님 말이 맞다
하더라도 이제 겨우 젖을 빨기 시작한 갓난아이 몸에 수술칼을
대기는 싫었거든요.
사람의 몸은, 우리 자신이 잘 몰라서 그렇지 어느 것 하나
신비롭지 않은 것이 없습니다. 사내아이들의 '고추'도
마찬가지입니다. 아이 때 '고추' 끝이 껍질에 덮여 있는 것도
반드시 무언가 신비로운 이유가 있을 거예요. 그러나 의사
선생님들은 '고추' 껍질 속에 때가 낀다는 이유만을 들어
너무나 쉽게 '고추 수술'을 하자고 합니다.
물론 의사 선생님들의 말도 틀린 것은 아닙니다. 하지만

무턱대고 모든 아이들의 '고추'에 다 수술칼을 댈 이유는 없겠지요. 꼭 필요한 사람만 필요한 때에 수술을 하면 될 거예요.

사실, 아이가 차츰 자라나면서 '고추' 껍질이 저절로 벗겨지는 경우가 많습니다. 또 저절로 벗겨지지 않더라도 반드시 몸에 나쁘지만은 않을 것입니다. 왜냐하면 '고추' 껍질이 몸에 나쁜 것이라면 처음부터 껍질이 없는 '고추'를 갖고 태어나도록 사람 몸이 만들어졌을 테니까요.

그 동안 우리는 '고추'에 대해서 너무 쉬쉬했던 게 사실입니다. 그래서 작가들도 '고추' 이야기는 다루지 않았지요. 하지만 사내아이를 키워 보니 '고추'에 대해 무조건 쉬쉬만 해서는 안 되겠다는 걸 알게 되었어요. 여러분도 같은 생각이죠?

2001년 여름, 무산서재에서
박상률

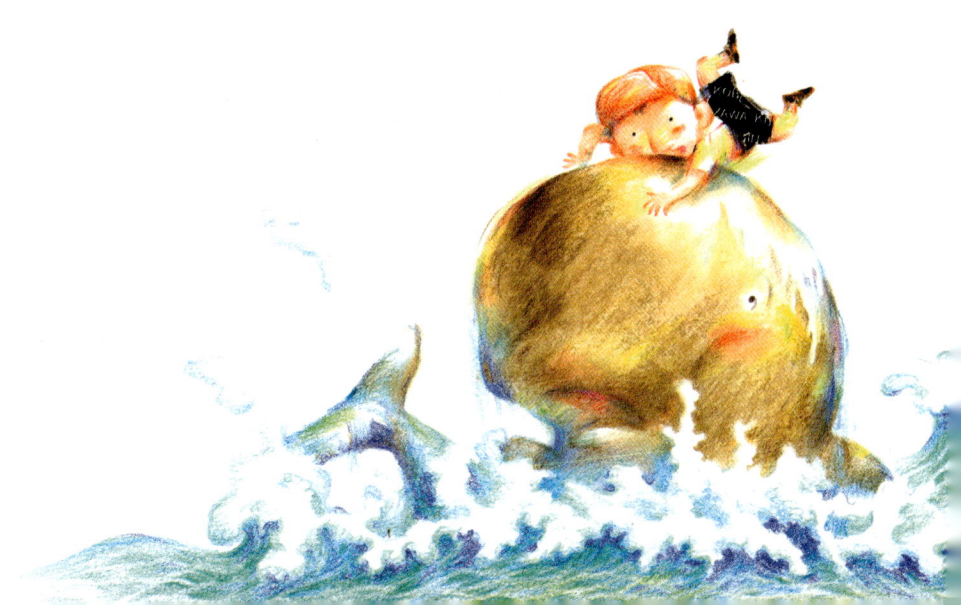